U0232362

影像诊断 **快速入门** 丛书

丛书主审 陈克敏 高剑波 沈 云

淋巴系统
影像诊断

主 编 王仁贵 岳云龙 张春燕

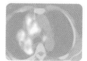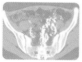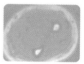

科学出版社

北 京

内 容 简 介

本书系"影像诊断快速入门丛书"的一个分册。本书全面探讨了淋巴系统相关疾病的影像学检查方法及其表现。首先详细介绍了淋巴系统的解剖学与生理学，为读者奠定理论基础；随后深入探讨了各种影像检查方法，包括 X 线片、直接淋巴管造影、CT 扫描及成像、磁共振成像、核素淋巴显像、超声成像及荧光显像等，并对各种技术的操作流程和适用范围进行了详细描述。本书涵盖各种淋巴系统疾病，通过典型病例分析，增强读者对不同疾病的理解和实践能力。

本书内容翔实、图文并茂，可供影像科医师、临床医师及医学研究人员参考。

图书在版编目（CIP）数据

淋巴系统影像诊断 / 王仁贵，岳云龙，张春燕主编 . -- 北京 : 科学出版社，2025. 3. --（影像诊断快速入门丛书）. -- ISBN 978-7-03-080397-9

Ⅰ . R551.204

中国国家版本馆 CIP 数据核字第 20246ZF352 号

责任编辑：马晓伟　刘天然 / 责任校对：张小霞
责任印制：肖　兴 / 封面设计：有道文化

科 学 出 版 社 出版

北京东黄城根北街 16 号
邮政编码：100717
http://www.sciencep.com
北京汇瑞嘉合文化发展有限公司印刷
科学出版社发行　各地新华书店经销
*
2025 年 3 月第 一 版　　开本：787×1092　1/32
2025 年 3 月第 一 次印刷　　印张：5
字数：119 000

定价：49.00 元
（如有印装质量问题，我社负责调换）

"影像诊断快速入门丛书" 编委会

《淋巴系统影像诊断》
编 者 名 单

主　　编　王仁贵　岳云龙　张春燕

副 主 编　张明霞　刘梦珂　张怡梦　李兴鹏
　　　　　张　妍

编　　者　（按姓氏笔画排序）

　　　　　王仁贵　冯吉雪　刘昊月　刘梦珂

　　　　　李　玲　李兴鹏　杨雨明　张　妍

　　　　　张明霞　张怡梦　张春燕　张晓杰

　　　　　岳云龙　赵晴晴　郝　琪　柳维娜

　　　　　常瀚丹　魏　通

秘　　书　郝　琪

编写单位　首都医科大学附属北京世纪坛医院
　　　　　北京大学人民医院
　　　　　山东大学齐鲁医院
　　　　　山东第一医科大学附属省立医院(山东省立医院)
　　　　　山东省肿瘤防治研究院（山东省肿瘤医院）
　　　　　河北省青县人民医院（沧州市第五医院）

丛 书 序

在现代医学不断发展的浪潮中，医学影像技术日新月异，于临床诊断与治疗领域的关键作用愈发显著。作为现代医学不可或缺的重要组成部分，医学影像学已成功突破传统的解剖、形态及结构诊断的固有范畴，逐步演进为融合功能代谢、微环境与分子生物学特征的综合性影像评价体系。其在疾病的早期筛查、精准诊断、治疗方案的科学制订及预后评估等关键环节，均发挥着重要作用，为临床医疗实践筑牢了根基。

近年来，伴随社会环境的变迁及人们生活方式的改变，人均期望寿命的延长和老年人群比例的增加，各类疾病的发病率呈现出持续攀升的态势。在此背景下，X线、CT、MRI等影像技术已成为疾病诊治过程中的重要工具。尽管当下介绍影像技术及诊断的医学参考书籍繁多，从大型学术专著到简洁实用的临床手册不一而足，但对临床一线影像科医师，尤其是研究生、住院医师等低年资医师群体而言，兼具便携性、系统性与实用性的影像专科入门参考书籍仍显不足。此类书籍既要规避大型专著冗长繁杂、难以快速掌握要点的弊端，又要克服临床手册内容过于简略、无法深入理解知识的局限，同时还需高度重视疾病与影像之间及不同疾病之间的内在逻辑关联，从而切实满足初学者迅速掌握核心知识体系的迫切需求。

该丛书由国内医学影像学领域的众多专家组成的团队倾力打

造，各分册主编均为我国医学影像学界的中坚力量，拥有丰富的一线临床、教学及科研经验。作为广受好评的"CT快速入门丛书"的姊妹篇，"影像诊断快速入门丛书"应运而生。该丛书全面涵盖X线、CT、MRI等多种影像学技术，旨在帮助读者系统掌握影像诊断的核心知识。书中不仅深入解析影像特征，还特别注重疾病与影像表现之间的内在逻辑关联，以及不同疾病之间的影像鉴别要点，力求为初学者提供一条高效、系统的学习路径，助力其快速构建扎实的影像诊断体系。丛书特点体现在以下五方面：

1. 便携性与实用性并重　该丛书定位为"便携式影像诊断入门工具书"，专为影像专业学生、住院医师等低年资影像科医师设计，旨在解决初学者从理论学习向临床实践过渡的难题。丛书内容紧凑、语言精炼，采用条目化结构，便于读者快速查找和应用，特别适合在快节奏的临床环境中使用。

2. 系统全面，覆盖广泛　共涵盖头颈部、胸部、心血管系统、消化系统、泌尿生殖系统、淋巴系统、中枢神经系统及骨肌系统等八大系统的影像诊断内容，紧密结合临床实际，符合医院影像科的亚专业分组趋势。每分册通过典型病例、影像表现、鉴别诊断等模块，提炼临床经验，帮助读者快速形成清晰的诊断思路。特别增设了"淋巴分册"，系统梳理淋巴系统疾病的影像学特征，为国内该领域提供参考，尤其适合基层医院医生使用。

3. 紧跟前沿，技术多元　不仅涵盖了传统的X线、CT、MRI等影像技术，还融入了人工智能、多模态影像等前沿技术，帮助读者及时掌握学科的最新进展，推动影像学技术在临床实践中的创新与应用。

4. 病例导向，图文并茂　以临床病例为导向，巧妙结合真实临床病例与多种影像检查技术，图文并茂、深入浅出地阐述临床常见疾病的影像学表现，重点培养读者的临床综合思维能力与精准诊断能力。每分册均配有大量精选的典型影像图片，帮助读者直观理解影像特征。

5. 影像检查策略选择　丛书特别新增了影像检查策略选择等实用内容，帮助读者在面对不同疾病时，合理选择影像检查技术，进一步提升了该丛书的临床实用性和指导性。

该丛书的编写与出版，无疑是对医学影像学教育、临床培训及研究发展需求的积极且有力的响应。值此"影像诊断快速入门丛书"付梓之际，作为主审和丛书发起人，深感责任重大，亦倍感欣慰。在此，向所有参与该丛书编写工作并付出辛勤努力的专家们致以最诚挚的敬意与感谢。衷心期待该丛书能够成为受广大医学影像从业人员，尤其是初学者和低年资医师欢迎的助手，为临床诊断与治疗提供科学、精准的依据，为"健康中国"建设贡献坚实力量，为守护人民生命健康保驾护航。

陈克敏　高剑波　沈　云

2025 年 3 月

前　言

在医学影像学飞速发展的今天，淋巴系统疾病的影像诊断逐渐成为医学研究和临床实践中的重要内容。淋巴系统在人体免疫防御、体液平衡及脂肪吸收方面发挥着至关重要的作用。淋巴系统疾病种类繁多，在影像学上具有各自的特征，通过多种影像技术（如 CT、MRI、超声、直接淋巴管造影、核素淋巴显像等）可以对其进行有效的诊断和评估。本书旨在系统介绍和分析淋巴系统相关疾病的影像学特征，为医学影像学从业人员、临床医生及医学研究人员提供全面而实用的参考资料。

本书在编写过程中特别注重以下几个方面。①全面性：所涵盖的淋巴系统疾病范围广泛，从常见病到罕见病，力求内容全面、系统。②实用性：通过丰富的影像资料和典型病例，详细介绍了各种淋巴系统疾病的影像特征，便于临床医生和影像学从业人员在实践中应用。③前沿性：引入最新的影像学技术和研究成果，展示了先进技术在淋巴系统疾病诊断和治疗中的应用。④易读性：文字简洁明了，配以高质量的影像图像，力求使读者在轻松的阅读中掌握淋巴系统疾病的影像学知识。

在此，感谢所有为本书编写付出努力的专家、学者和临床医生，正是他们的无私分享和辛勤工作，才使得本书能够顺利完成。同时，我们也感谢各位读者的支持与信任，希望本书能够成为你们工作和学习中的得力助手。

　　愿本书能够帮助更多医学影像学从业者和临床医生更好地理解和诊断淋巴系统疾病，为患者提供更优质的医疗服务。

　　祝阅读愉快！

王仁贵

首都医科大学附属北京世纪坛医院

目　　录

第一章

淋巴系统组织解剖与生理

淋巴系统又称淋巴循环系统，是一个完整的独立于人体血液循环系统的具有输送淋巴液、产生淋巴细胞和主导免疫防御功能的重要体液循环系统，从组织解剖学出发，其由淋巴管、淋巴液、淋巴细胞、淋巴组织和淋巴器官等结构组成，这些组织结构具有不同的解剖特点、形成机制、生理功能和病理改变。

对淋巴循环系统的研究有近 400 年历史，1622 年，Aselli 首次描述在犬的肠管上发现充满白色液体的管道，后由 Peiresc 研究证实为输送乳糜液的淋巴管，之后 Pecquet 又发现了胸导管和乳糜池；1653 年，Rudbcek 初步建立了淋巴循环的概念；1787 年，Mascagni 绘制出版了淋巴管主要分支的彩色图谱。直到 20 世纪初，对淋巴系统的大体形态、分布走行、生理功能和部分病理改变等才有了更深入的了解，但其进展远远落后于血液循环。

第一节　淋巴管道

淋巴管道是类似于血管系统的引流淋巴液的脉管网络（**图 1-1**），是构成淋巴循环系统的重要组成部分，其对淋巴的生成和转运，信息、物质及能量的传递，以及机体微环境的稳定具有重要意义。淋巴管源于静脉系统，呈现管壁较薄、向心蠕动和管腔内多有瓣膜等特征，与毛细血管和静脉在结构和功能上有诸多类似之处，但又有很大差异和特殊性。

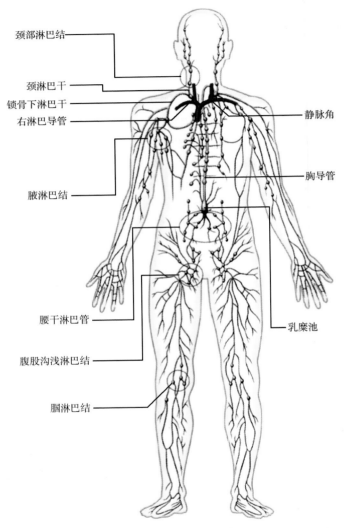

颈部淋巴结

颈淋巴干
锁骨下淋巴干
右淋巴导管

静脉角

胸导管

腋淋巴结

腰干淋巴管

乳糜池

腹股沟浅淋巴结

腘淋巴结

图 1-1　全身淋巴管网络

　　淋巴管道呈密集支脉状，广泛分布于人体组织和器官内，但脑、脊髓、骨髓、角膜、晶状体、牙釉质和软骨内未发现淋巴管结构。

　　本节重点讨论淋巴管的胚胎发生、组织解剖、结构、管腔压力、瓣膜功能、调节机制、病理生理等相关内容。

一、淋巴管的发生

　　淋巴管道系统于胚胎第 5 周末开始生发于静脉系统，首先由静脉内皮细胞向外生长形成 6 个淋巴囊：1 对颈淋巴囊、1 对髂淋巴囊、1 个腹膜后淋巴囊和 1 个乳糜池；这些淋巴囊发出淋巴管至身体各部。至胚胎发育第 9 周时，各淋巴囊间的淋巴管彼此相通形成一个完整的网络管道系统，仅成对的颈淋巴囊开口于两侧的颈内静脉与锁骨下静脉相接处，而其他淋巴囊则与邻近的静脉失去联系。所有的淋巴囊在胎儿早期均转化为淋巴结群。

二、解剖分级和组织结构

　　淋巴管道源于静脉系统，根据走行和管径大小分为六个级别：淋巴管前通路（毛细淋巴管前结构）、毛细淋巴管（初始淋巴管）、淋巴管丛（初始后淋巴管和前集合淋巴管）、集合淋巴管、淋巴干和淋巴导管等。其中，前三级构成淋巴微循环的基本通道，又称为微淋巴管；后三级构成淋巴大循环，又称为大淋巴管。

（一）淋巴管前通路

　　淋巴管前通路是位于毛细淋巴管前端的一个无内皮细胞的结缔组织腔隙，又称毛细淋巴管前结构、淋巴管前间隙、淋巴管前细胞间管道、淋巴管前液体通道或组织通道等，1968 年由 Foldi 首先提出此概念。此空间是组织间隙和毛细淋巴管的过渡结构，具有存积并运输蛋白和大分子物质进入淋巴管的功能。此空间大小为 15 ～ 50μm，只能在电镜下识别，其外围结构特点为由部分内皮细胞胞质突起不全围绕而成或直接与纤维或细胞接触而无任何屏障的腔隙。

（二）毛细淋巴管

毛细淋巴管是淋巴管的起始段，又称初始淋巴管或初级淋巴管，以膨大的盲端起始于组织间隙内，毛细淋巴管相互吻合形成毛细淋巴管网和毛细淋巴管丛（即初级淋巴管）。其组织学结构与毛细血管颇为相似，均由单层内皮细胞构成，因其功能不同而存在较大的差异和特殊性。

1. 管壁结构　管壁菲薄且不完整，一般由 1 个或几个内皮细胞和少量结缔组织围合而成，内皮细胞直接与胶原纤维等结缔组织接触；壁外无周细胞（平滑肌细胞）和基底膜，有纤维细丝牵拉，使毛细淋巴管处于扩张状态；管壁无瓣膜结构和肌肉组织，这是与初始后淋巴管或毛细淋巴管丛分界的重要解剖标志。

2. 管腔大小　较毛细血管略粗大且不规则，管径可达 15 ～ 200μm（平均 50μm），相当于毛细血管的 5 ～ 8 倍（毛细血管和红细胞直径分别为 5 ～ 20μm 和 7μm），长度为 256 ～ 420μm，形态多如棒状、指状和环状等。

3. 内皮细胞　电镜下其呈现如下形态学特征：①胞质外缘呈指状突起进入周围的结缔组织中，或直径约 10μm 成束的锚状纤维或锚丝借组织间隙中的透明质酸凝胶与周围组织细胞相连，对维持内皮细胞间的开放连接和促进淋巴生成及回流具有重要意义。而微血管内皮细胞无指状突起和锚丝，细胞间连接多紧密。②其胞质内有多数囊泡或吞饮小泡，多达 500 个以上，还散在一些圆形线粒体和短管状的粗面内质网，有助于大分子物质的吸收。而毛细血管内皮细胞的囊泡极少。③其胞核较饱满，常突出于管腔中，而毛细血管的内皮细胞核多扁平。④毛细淋巴管内皮细胞无窗孔结构。

4. 内皮细胞的间距和连接方式　毛细淋巴管的管壁结构相对不完整，内皮细胞间呈叠瓦状排列，重叠的边缘可自由向内浮动，两相邻内皮细胞的间隙较大，其宽度可达 30～120μm，有较强通透性，有利于大分子物质（如蛋白质、细菌、异物或癌细胞等）通过；而毛细血管内皮细胞间多为紧密连接、闭合连接和复杂连接，极少区域为开放连接。

（三）淋巴管丛

淋巴管丛（lymphatic plexus）又称毛细淋巴管丛（lymphatic capillary plexus）或初级淋巴管（lymphatic primary），是由毛细淋巴管汇合而成的，包括初始后淋巴管（initial posterior lymp-hatics）和前集合淋巴管（precollector）。

1. *初始后淋巴管*　又称后毛细淋巴管（postlymphatic capillary），由一层内皮细胞和不完整的基底膜构成，无结缔组织外膜，属于淋巴微循环且具有运送淋巴和吸收液体、蛋白、脂类、大分子物质及细胞等双重功能；其与毛细淋巴管的分界有两个指标：①以出现淋巴瓣膜为界，瓣后一段即为初始后淋巴管；②由几个盲端的毛细淋巴管汇合而成的大孔径、薄壁的淋巴管也为初始后淋巴管。

2. *前集合淋巴管*　又称微收集淋巴管（microcollective lymphatic vessel），是集合淋巴管的初始细小分支，基本上没有吸收组织液的功能，属于汇集或运送淋巴管，所以合理的分类应归为集合淋巴管的起始段或Ⅰ级。其直径约 0.2mm（200μm），有内皮褶皱、瓣膜和肌肉。

（四）集合淋巴管

集合淋巴管（collectors or collective lymphatic vessel）由毛细淋巴管丛汇合而成，是由多个内皮细胞紧密连接而成的管道结构，属于汇集淋巴管和运送淋巴管（**图 1-2**）。一般认为初始后淋巴管在走行过程中出现由结缔组织构成的外膜及连续的基底膜则表明进入汇集淋巴管，而出现平滑肌细胞和弹力组织则表明进入运送淋巴管及淋巴干。与静脉结构比较，其具有管径细、管壁薄、瓣膜多和呈竹节状改变等特征。

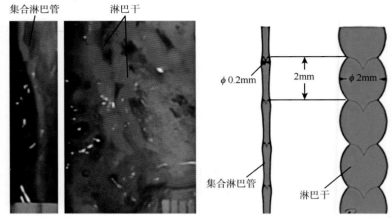

图1-2　淋巴干与集合淋巴管

1. 管壁和管腔　管壁的内皮细胞数量明显增多，壁结构相对完整，内皮细胞之间无开放间隙；管壁外可见周细胞（平滑肌细胞）和完整的基底膜；管壁内出现瓣膜纤维组织和平滑肌细胞等结构。集合淋巴管的直径为 0.5 ～ 1mm，具有节律性收缩功能。

2. 走行和分布　集合淋巴管分为浅、深淋巴管，根据不同部位或器官呈现不同的分布和走行。其中，①上下肢体以深筋膜为界，浅淋巴管位于浅筋膜内或皮下组织，并与浅静脉伴行，收集皮肤和皮下组织的淋巴。深淋巴管位于深筋膜并与深部血管和神经伴行，收纳肌肉、关节和骨膜的淋巴。②实质器官（如肝脏或肺），浅淋巴管位于浆膜下而深淋巴管位于器官实质内，分别收纳浅、深部组织的淋巴。③空腔器官，淋巴管按黏膜下层、肌层及浆膜下等层次分布，各层淋巴管在黏膜下层汇合，然后流出器官注入局部淋巴结。浅深淋巴管之间有广泛的交通支。多数集合淋巴管相互吻合汇入邻近的淋巴结，即构成淋巴结的输入管道，而淋巴结的输出淋巴管逐级吻合形成淋巴干；少数位于食管、甲状腺和胸后壁的集合淋巴管可直接注入胸导管。

（五）淋巴干

淋巴干（lymphatic trunk）由集合淋巴管经过局部淋巴结后发出的输出淋巴管交织汇合而成，共 9 条，即左右成对的颈淋巴干、锁骨下淋巴干、支气管纵隔淋巴干、腰淋巴干，以及单一的肠淋巴干（图 1-2）。淋巴干管壁有完整的三层结构：无间隙的内皮细胞、富有弹力组织的平滑肌细胞和完整连续的结缔组织外膜，腔内有多个瓣膜和肌肉组织。淋巴干的管径为 1～2mm，具有节律性收缩功能。

1. 腰淋巴干（lumbar lymphatic trunk） 简称腰干，由左侧和右侧腰淋巴结链的输出淋巴管构成，收纳腹腔内成对器官、盆腔器官、腹盆部后壁和后腹膜，以及双下肢的淋巴。左右腰淋巴干走行于腹膜后间隙的椎体旁和大血管周围，在第一腰椎前方汇合成胸导管的乳糜池（cisterna chyli）。

2. 肠淋巴干（intestinal lymphatic trunk） 简称肠干，由腹腔淋巴结和肠系膜上下淋巴结的输出淋巴管汇合而成，多为单干型，部分为 2～3 条分支，收纳腹腔内不对称器官的淋巴，如肝脏、胆囊、胰腺、脾和胃肠道等。肠干一般走行于腹主动脉前方，多数注入左右腰干的汇合处，少数注入左右腰干或乳糜池。

3. 支气管纵隔淋巴干（bronchomediastinal lymphatic trunk） 由胸骨旁、前纵隔、气管支气管和心包旁淋巴结群的输出淋巴管构成，收纳胸壁深层和胸腔器官的淋巴。右侧淋巴干常由多条分支构成，完整单干的出现率仅为 10%，沿着右侧纵隔胸膜外走行，多注入右淋巴导管，少数汇合于右颈干或右锁骨下干或直接注入右静脉角；左侧淋巴干多为 2～3 条分支，完整的单干出现率为 40%，沿着左侧纵隔胸膜外走行，多注入胸导管颈段和胸段上部。

4. 锁骨下淋巴干（subclavian lymphatic trunk） 由腋淋巴结群

的输出淋巴管构成，沿着锁骨下静脉走行，收纳上肢、胸前外侧壁和肩胛区域的淋巴。锁骨下淋巴干由来自上肢的淋巴管、胸前外侧壁淋巴管和肩胛淋巴管等组成，上肢淋巴管主要分支包括：①内侧组浅集合淋巴管（7～18条）；②外侧组浅集合淋巴管（3～12条）；③中间组深集合淋巴管。双侧锁骨下淋巴干多注入胸导管末端和右淋巴导管末端，少数直接注入静脉角、颈内静脉或锁骨下静脉末端。

5. 颈淋巴干（jugular lymphatic trunk） 由颈内静脉淋巴结群的输出淋巴管构成，沿着颈内静脉走行，收集头颈部的淋巴。根据颈部集合淋巴管和淋巴结的分布，颈淋巴干由4～6支分支组成。左右颈淋巴干多数分别注入胸导管末端和右淋巴导管末端，少数直接注入静脉角、颈内静脉或锁骨下静脉末端。

（六）淋巴导管

淋巴导管（lymphatic duct）由全身9条淋巴干汇合成两条粗大的淋巴导管，即右淋巴导管和胸导管。

1. 右淋巴导管（right lymphatic duct） 由右颈淋巴干、右锁骨下淋巴干和右支气管纵隔淋巴干汇合而成，位于右颈根部的锁骨下区域，多为2～3支的多干型，约20%呈典型的单干型，表现为长度10～15mm、内径2mm的短杆样管状结构。其末端多注入右静脉角，部分注入右颈内静脉或右锁骨下静脉，多干型可分散注入不同静脉。右淋巴导管收纳人体1/4区域的淋巴，包括右侧头颈部、右上肢、右侧半胸壁、右肺和心脏右半部等。

2. 胸导管（thoracic duct） 是人体内最粗大的淋巴管道，其下端起始于第一腰椎前方的乳糜池（即由左右腰干和肠干汇合而成的囊状膨大结构，出现率约50%），上行经主动脉裂孔入胸腔，在胸主动脉和奇静脉之间沿脊柱前面上行至第4～5胸椎处转向左上方，沿食管左侧上行经胸廓上口达颈部，然后呈弓形向下外弯曲注入左静脉角（图 1-3、图 1-4）。胸导管末端入口处有两个重要解剖学特征：①局部常呈壶腹样膨大而为胸导管壶腹（thoracic duct ampulla），是左颈干、左锁骨下干和左支气管纵隔干等注入的位置；②入口处腔内有一对游离缘朝向静脉的瓣膜，阻止血液逆流入胸导管。胸导管收纳人体 3/4 区域的淋巴，包括左侧头颈部、左上肢、左半胸部、腹盆部和双下肢等。胸导管的长度在成人为 27 ～ 41cm、儿童为 9.5 ～ 21cm，其内径 3 ～ 5mm、管壁厚度 0.1 ～ 0.3mm。

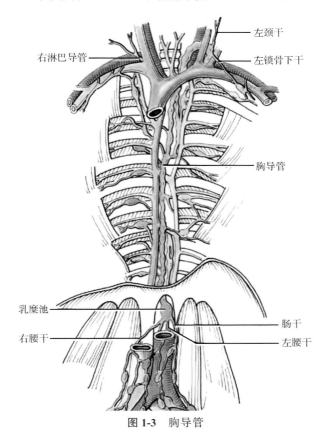

左颈干

右淋巴导管

左锁骨下干

胸导管

乳糜池

肠干

右腰干

左腰干

图 1-3　胸导管

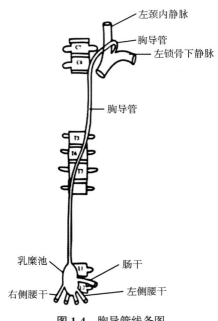

左颈内静脉

胸导管

左锁骨下静脉

胸导管

胸导管

乳糜池

肠干

右侧腰干

左侧腰干

图 1-4　胸导管线条图

3.胸导管的解剖变异　胸导管在其走行中与奇静脉、肋间静脉、椎静脉、支气管纵隔淋巴干有吻合支并与淋巴管间形成复杂的交通网，常见的解剖变异包括：①走行异常，40%～60%，杨春林等将胸导管分为五型，即正常型（84.7%）、双干型（10.7%）、分叉型、右位型和左位型；②根据数量，分为单管（65.7%）、双管（24.3%）和多管；③根据胸导管位置，分为分叉型、右位型和左位型胸导管等变异。

（七）淋巴微循环

淋巴管的发现已有 400 多年的历史，1622 年 Aselli 首次描述在犬的肠管上发现充满白色液体的管道，后由 Peiresc 进一步研究证实为输送乳糜液的淋巴管；1787 年 Mascagni 绘制了淋巴管主要分支的彩色图谱。但与血管的研究相比，至今对淋巴管的结构、功能和疾病的研究仍相对滞后。

淋巴微循环包括淋巴管前通路、毛细淋巴管和淋巴管丛。其中毛细淋巴管是淋巴管的起始段，又称为初始淋巴管（initial lymphatic），由 1 个或几个内皮细胞构成，其宽度或直径相当于毛细血管的 5 ~ 8 倍；淋巴管前通路（prelymphatic channel）是位于初始淋巴管前端的无内皮细胞的结缔组织腔隙，有的学者认为其并不属于淋巴管道，应列为组织间隙的一部分，即组织通道（tissue channel）；淋巴管丛由初始淋巴管汇入而成，包括初始后淋巴管和前集合淋巴管。然后再汇合成集合淋巴管，数条集合淋巴管合成淋巴干，最终经胸导管或右淋巴导管汇入静脉。

淋巴微循环的功能是直接参与组织液、大分子物质及细胞裂解物的吸收和输出，以及淋巴液的生成和转运。微淋巴管内皮细胞的组织形态不同于微血管的内皮细胞，有以下特殊性：①内皮细胞的非管腔面胞质呈指状突起并进入内皮外结缔组织中，称为锚丝，其对维持内皮细胞间的开放连接和促进淋巴生成及回流具有重要意义。而微血管内皮细胞无锚丝，细胞间多为紧密连接、闭合连接和复杂连接，极少区域为开放连接。②微淋巴管内皮细胞中有很多囊泡，可多达 500 个以上，有助于大分子物质的吸收。而微血管内皮细胞的囊泡极少。③微淋巴管内皮细胞核较饱满，常突出于管腔中，与微血管内皮细胞核扁平不同，其意义尚待进一步研究。

（八）淋巴管瓣膜

淋巴管的收缩性可保证淋巴液摆动式向前输送，管内的瓣膜是防止淋巴液逆流的关键。多种原因引起淋巴管病是由于淋巴逆流出现的淋巴水肿，常与瓣膜功能不全有关。解剖学指出，四肢淋巴管的瓣膜平均每 1cm 可有 1 个，以皮肤淋巴管为例，从手指到腋淋巴结，有 60 ～ 80 个瓣膜，从足趾到腹股沟淋巴结则有 80 ～ 100 个瓣膜。瓣膜间距各处不一，器官内淋巴管的瓣膜间距平均为 2 ～ 3mm，器官外淋巴输出管内的瓣膜间距为 6 ～ 8mm，淋巴干内的瓣膜间距 12 ～ 15mm，胸导管内的瓣膜间距为 6 ～ 10mm。瓣膜成对排列，呈半月形，关闭时对合良好，呈"一"字形或"人"字形。显微镜下，微集合淋巴管的瓣膜关闭时呈"X"形或"人"字形，且瓣膜间距很小，有的仅 200μm，这些瓣膜由 1 ～ 2 个内皮细胞向微淋巴管腔内折形成，其细胞器发达，细胞核位于瓣膜根部或游离缘，部分瓣膜中央有少许结缔组织形成中轴，瓣膜窄短，基部并未占据管壁的一半。由于其瓣膜不同于解剖学描述的特点，故称为微瓣膜。

三、淋巴管的生理功能

淋巴管的基本功能是将组织间隙中的转运蛋白质和大颗粒状物质送回血液循环。正常情况下，一天内有 50% 的血浆蛋白渗到血管外，这些蛋白质绝大部分由毛细淋巴管再吸收，经各级淋巴管运回血液循环。毛细淋巴管内皮细胞胞质中的肌原纤维能使毛细淋巴管产生每分钟数次的节律性收缩，这种收缩使毛细淋巴管可能具有吸引泵的作用，使组织间隙内的液体和一些大分子物质容易进入毛细淋巴管。此外，组织间隙内组织液增多时，压力作用于锚状纤维，从而牵引毛细淋巴管壁，使其内腔扩大，相互重叠的内皮细胞间的空隙处于开放状态，组织液和大分子物质能迅速进入毛细淋巴管腔。组织液进入淋巴管后称为淋巴液。淋巴液在淋巴管内的流动主要靠淋巴管自发的内在性收缩。连续摄影表明，当淋巴管被淋巴液充胀时，被充盈的淋巴管段收缩，淋巴液通过下一个瓣膜流入下一段淋巴管。约几秒钟后，下一段充盈的淋巴管又收缩。这个过程沿淋巴管一直继续下去，最后淋巴液从淋巴管排入静脉。除此之外，肌肉收缩、动脉搏动、外力按摩等也能起到辅助泵压淋巴流动的作用。淋巴液在淋巴管中的流速缓慢，约等于静脉流速的 l/10。淋巴管插管法研究发现，淋巴管收缩时流量为 1.06 ~ 1.96ml/h，运动时淋巴液的流速加快 5 ~ 15 倍。

第二节 淋 巴 液

淋巴液又称淋巴（lymph），来源于血浆由毛细血管壁近端滤过而形成的组织间液，组织间液的大部分被毛细血管远端重吸收，小部分（约 10%，尤其是大分子蛋白质和大颗粒状物质等）经毛细淋巴管前结构流入淋巴管而形成淋巴液。

一、淋巴液的形成机制

淋巴液来源于血浆滤出毛细血管形成的组织间液，大部分组织间液又被毛细血管再吸收流回静脉，少部分进入淋巴管道形成淋巴液再经淋巴系统转运至静脉。所以要了解淋巴液的形成，必须清楚组织液的来源和形成机制。

1. 组织液的形成 组织液（tissue fluid）又称细胞间隙液或组织间液（interstitial fluid），是血浆在毛细血管动脉端滤过管壁而渗入组织间隙内的一部分液体，其与组织细胞进行物质交换后，再经毛细血管静脉端吸收或毛细淋巴管回流入血液或淋巴。这种滤过和重吸收的动态平衡取决于四个因素：毛细血管压、组织液胶体渗透压、组织液静水压和血浆胶体渗透压等。前两个因素有助于血浆滤出，后两个因素可促进组织间液重吸收。双方的力量之差称为有效滤过压，即有效滤过压 =（毛细血管压 + 组织液胶体渗透压）-（组织液静水压 + 血浆胶体渗透压）。位于毛细血管动脉端和静脉端的有效滤过压分别为 10mmHg 和 –8mmHg，从而完成了血浆滤出和组织液重吸收的平衡过程。正常生理状态下，毛细血管动脉端滤出液体的 90% 被重吸收回血液，剩余 10% 进入毛细淋巴管形成淋巴液，经由淋巴系统转运至静脉进入血液循环，从而维持机体体液平衡。

2. 淋巴液的形成　淋巴液来源于部分组织液，约占毛细血管动脉端滤出液体量的 10%，尤其是大分子蛋白质和大颗粒状物质。

二、淋巴液的成分

淋巴液来源于血浆滤出毛细血管后形成的组织间液，故其成分与该处组织的组织液非常相近。

（1）蛋白质：淋巴液中的蛋白质浓度比血浆中的蛋白质浓度低（约 25%），与组织液的蛋白质浓度相近。在淋巴液中，蛋白质以小分子居多，因为含有纤维蛋白原，所以淋巴液在体外能凝固。

（2）除蛋白质以外，淋巴液的成分与血浆相似，包括各种凝血因子、电解质、脂质或脂蛋白、糖类或氨基酸及肌酐等大颗粒物质和不同类型细胞成分，以及细菌、异物或癌细胞等，但不含红细胞。

三、淋巴液的吸收和回流机制

正常成年人在安静状态下，每小时大约有 120ml 淋巴液进入血液循环，其中经胸导管引流入静脉的淋巴液每小时约 100ml，从右淋巴导管导入静脉的淋巴液每小时约 20ml。人体每天生成 2 ~ 4L 淋巴液，大致相当于全身的血浆总量。值得指出的是，每天由淋巴液带回血液的蛋白质多达 75 ~ 200g，从而能维持血浆蛋白的正常浓度，并使组织液中的蛋白质浓度保持较低的水平。淋巴液生成速度缓慢而不均匀，可在较长一段时间内处于停滞状态，而体力运动、按摩、血量增多或静脉压升高等可使淋巴液生成增快。

影响淋巴生成与回流的因素主要包括毛细血管壁的通透性、组织液压力与毛细淋巴管压力的差值、淋巴管平滑肌的收缩，以及瓣膜、骨骼肌收缩、邻近动脉的搏动等。

四、淋巴液的生理功能

淋巴液回流的主要功能包括回收组织间液中的蛋白质和大分子物质、运输脂肪及其他营养物质、调节血浆和组织液之间的液体平衡，以及保证淋巴结对机体的防御屏障作用。当某一局部淋巴回流发生困难时，大量的淋巴液滞留在组织间，富含蛋白质的淋巴液造成组织增生、纤维化，这一局部便会发生肿胀及皮肤增粗、增厚。这种性质的肿胀称为淋巴水肿。淋巴管先天发育缺陷可造成淋巴回流障碍，医学上称为原发性淋巴水肿；当一些后天因素（如创伤、手术与放射治疗后、感染、丝虫病、肿瘤等）导致淋巴回流障碍时，称为继发性淋巴水肿。淋巴液的潴留较易继发丹毒，丹毒又会加重淋巴水肿的发展。

参 考 文 献

张涤生，2007. 实用淋巴医学 . 北京：人民军医出版社，44-45.

第二章

淋巴系统影像检查方法与检查流程

第一节 X 线 片

X 线片是利用 X 线对检查部位各种结构穿透程度的不同，即组织和结构的密度差异所摄成的 X 线照片。本节主要介绍 X 线成像原理、数字 X 线摄影（digital radiography，DR）检查的适应证、检查流程等方面的内容。

【DR 适应证】

（1）淋巴系统良恶性疾病造成的乳糜胸（**图 2-1**）。

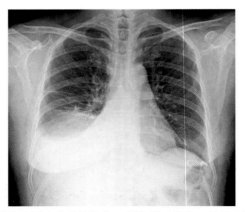

图 2-1 胸导管发育不全患者的数字 X 线胸部正位片，显示双侧乳糜性胸腔积液，左侧胸腔置管术后

（2）淋巴瘤的累及部位。

（3）四肢关节的淋巴水肿。

【X线成像基本原理】

X线成像与普通光学成像有本质的区别。X线的物理特性之一是其穿透性：当X线照射物体时，一部分被物体吸收，另一部分穿透了物体，形成"剩余射线"，剩余射线具有被照体对X线吸收后的差异信息（射线对比）。医学的X线检查结果是将穿透人体后剩余射线收集到数字采集板［计算机X线摄影的影像板（IP）、DR的平板探测板］经计算机数字化处理后显示的数字图像，黑的部分表示该部位结构密度低，亮的部分表示该部位结构密度高。照射人体后所得的数字图像可以显示人体内部组织结构，用于疾病的诊断，是医学影像诊断的重要部分。

DR是目前常规使用的X线检查方法，其应用数字平板探测器(flat panel detector，FPD）接收穿过人体的X线信号，然后将这些信号直接转化为数字信号，传给图像处理系统进行处理。

DR的优势是图像处理快捷、立即成像且患者所接受X线照射剂量小，另外其强大的后处理功能大大提高了成像质量，扩大了诊断范围，DR数字平板探测器对低密度病灶特有的、敏感的可探测性、丰富的灰阶等级及其可调性，使DR成为临床肺部疾病的常规检查方法。

【DR检查流程】

首先由临床医生开具胸部X线检查的申请单，检查前患者需脱去身上的金属物品（如项链、腰带、女士需脱掉背钩式内衣）。摄影前认真阅读摄影申请单，明确摄影目的，正确选择摄影体位，如胸部摄影的常规体位为站立后前位，对于病情严重的患者，可根据情况采用半卧位或仰卧位进行摄影，做好患者呼吸屏气的训练工作。

【总结】

DR 作为最简单、快捷、辐射量小的成像方式，在淋巴系统疾病尤其是胸部检查中有着重要的临床意义。

第二节　直接淋巴管造影

直接淋巴管造影（direct lymphangiography，DLG）（**图 2-2**、**图 2-3**）是一种将对比剂注入淋巴管内，并在 DSA 下观察显影淋巴管的形态学和淋巴液或对比剂流动的影像检查方法。这种技术常用于诊断淋巴系统的相关疾病。根据对比剂进入淋巴系统的途径不同，分为经足部淋巴管插管直接淋巴管造影和经淋巴结穿刺直接淋巴管造影。本节主要介绍直接淋巴管造影的对比剂、适应证和造影流程，旨在帮助读者深入理解该技术，以便更好地应用于淋巴系统疾病的诊断和治疗实践中。

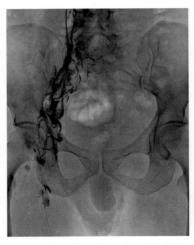
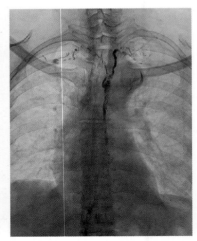

图 2-2　直接淋巴管造影，右侧髂部淋巴管增粗迂曲扩张显影

图 2-3　直接淋巴管造影，胸导管中上段显影

【对比剂】

直接淋巴管造影常用的对比剂为碘油（lipiodol）。碘油是一种淡黄色至琥珀色的透明液体，为油性对比剂，广泛用于介入性手术，在37℃时的黏度约为25mPa·s（20℃时为50mPa·s），密度为1.28g/cm³。碘油可以腐蚀特定类型的塑料，如聚苯乙烯。因此，装碘油的器皿应使用玻璃注射器或专门测试的材料。

【适应证】

直接淋巴管造影是诊断不同部位医源性和特发性淋巴液渗漏的标准技术。其适应证如下。

（1）淋巴系统的梗阻、扩张、水肿、破裂、先天性畸形、肿瘤转移，即淋巴结病变等。

（2）原因不明的肢体水肿。

（3）丝虫病相关的淋巴管病变。

（4）对于乳糜胸、乳糜腹、乳糜尿，颈部、骨盆、腹股沟、下肢的淋巴瘘或淋巴囊肿患者，检查胸导管情况。

【禁忌证】

（1）肢体有局部感染、淋巴管炎发作的患者。如果肢体存在局部感染或淋巴管炎，应先进行治疗，待感染控制后再进行淋巴管造影，以避免感染进一步恶化或导致淋巴管造影失败。

（2）严重象皮肿患者。对于皮肤粗糙、皲裂已累及足背部的严重象皮肿患者，应尽可能避免淋巴管造影术，以防止术后伤口不愈合。

（3）对比剂过敏者，严重的心肺功能不全者。

【直接淋巴管造影的流程】

直接淋巴管造影是将对比剂注入淋巴管内，然后利用X线或CT等影像检查方法来观察淋巴系统的结构和功能。

1. 局部麻醉　在进行淋巴管造影检查之前，对患者足背中段进行局部麻醉，以减轻患者在检查过程中的疼痛感。局部麻醉可以通过药物直接局部注射或者利用局部表面麻醉药物来实现。

2. 注射对比剂　具体操作流程如下。

（1）根据患者临床情况，选取单侧或双侧足，在第一、二趾间皮下注射 1 ～ 2ml 亚甲蓝与 2% 利多卡因（1 ：1 配制）混合液，然后切开皮肤，露出一支蓝染浅淋巴管。

（2）使用高压注射器以 6 ～ 8ml/h 的流速注射 8 ～ 20ml 超液态碘化油。

（3）在注入对比剂后，使用数字减影血管造影（digital subtraction angiography，DSA）机观察淋巴管的显影情况，观察时间 1.5 ～ 4h。

直接淋巴管造影的优点是其可作为检测淋巴管的金标准，缺点是有创，不能作为随访及疗效评估方法。

【总结】

直接淋巴管造影是一种有效显示淋巴系统的影像学检查方法，它能够直接、准确反映淋巴系统的结构和功能，对淋巴系统疾病的诊断具有重要意义，是淋巴系统疾病诊断的金标准。然而，它属于有创检查，因此需要在严格掌握适应证和禁忌证的前提下进行，并且需要在检查后密切关注患者的反应，及时处理可能出现的并发症。

第三节　CT 扫描及成像

计算机断层成像（computed tomography，CT）利用 X 线对人体某一范围进行逐层扫描，获取信息，经计算机处理后获得重组的图像，其显示的是不同层面组织密度的差异。本节从 CT 成像基本原理与发展、CT 淋巴管成像等方面介绍这一成像技术。

一、CT 成像基本原理与发展

【CT 成像基本原理】

CT 是根据人体的正常组织结构和异常组织病变结构对 X 线吸收

能力的不同特性，用旋转发射的 X 线对人体各个部位一定厚度的层面进行扫描，由探测器接收穿透该层面的衰减的 X 线，并将其转变为可见光后，由光电转换器转变为电信号，再经模/数转换器转换为数字，输入电子计算机进行处理。将有一定厚度的成像的体层分为若干个体积相同的长方体，即体素，体素是一个三维的概念。每一个体素再排列成矩阵即数字矩阵。

【CT 的发展】

近年来，CT 设备最显著的进展是多层螺旋 CT（multi-slice spiral CT，MDCT）的诞生和能谱 CT（energy spectrum CT）的应用。多层螺旋 CT 可以实现薄层扫描，可在任意方向高质量重建图像，从不同的方位显示病变特点；而且通过 3D 重建，其可以更加清晰地显示相关组织和器官，常用的图像后处理技术有最大密度投影（MIP）、多平面重建（MPR）及容积再现（VR）等，均大大提高了多层螺旋 CT 的诊断准确性。在显示血管和气道腔表面方面，不管是多平面还是 3D 重建等，都模拟得非常真实。

二、CT 淋巴管成像

CT 淋巴管成像（CT lymphangiography，CTL）在肿瘤性疾病中得到广泛应用，主要用于评价淋巴回流途径中的淋巴结分布和范围，并据此推测前哨淋巴结是否存在与部位，研究结果与术后病理结果表现出较好的一致性。同时，其在淋巴回流受阻性疾病中的应用价值得到初步肯定。

【适应证】

1. 淋巴结及淋巴组织增生性疾病　如淋巴瘤、结节病等。

2. 淋巴管或回流障碍性疾病　如淋巴瘤、淋巴管畸形、乳糜症、蛋白丢失性肠病等，可以应用 CT 淋巴管成像进行显示。

【检查流程】

所有受检者先行直接淋巴管造影术，在直接淋巴管造影后 20min

至 2h 行 CT 平扫检查。具体操作流程如下。

（1）嘱患者仰卧，将利多卡因和亚甲蓝混合液约 2 ml 注射于健侧或水肿较轻侧下肢的第 1 、2 足趾间皮下及皮内组织。

（2）待局部淋巴管被亚甲蓝染色后，在显微镜下穿刺浅表淋巴管，注入对比剂碘化油（流速 4 ～ 6ml/h，对比剂总量 8 ～ 16ml）。

（3）DSA 下动态记录对比剂由足淋巴管回流至胸导管入口的整个淋巴循环过程。

（4）直接淋巴管造影术后 20min 至 2h 行颈部至盆腔的平扫 CT 检查，扫描范围为甲状软骨下缘到盆底耻骨联合下缘，吸气后屏气曝光，以评价整体淋巴循环的情况。

（5）将数据传入工作站行多平面重组、最大密度投影等后处理重建，观察淋巴管及其他腹部、胸部、颈部 CT 异常征象。

【应用图例】

以先天性肺淋巴管扩张症患者的图像为例，分析 CT 平扫（图 2-4）和 CTL（图 2-5）图像对该疾病的诊断价值。

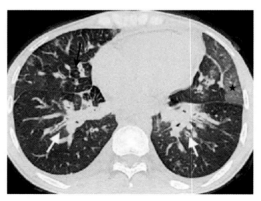

图 2-4　CT 平扫轴位胸部肺窗图像，白色箭头表示中轴支气管血管束增厚，黑色箭头表示小叶间隔增厚，黑色星形表示磨玻璃影

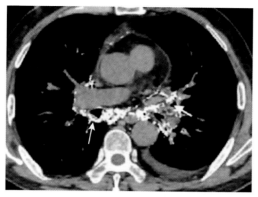

图 2-5 CTL 轴位胸部纵隔窗图像，白色箭头指示增厚的中轴支气管血管束周围多发对比剂沉积

【总结】

CT 是淋巴系统疾病最常用的影像检查方法，成像简便快捷且无创。CT 在淋巴系统疾病中应用广泛，对各项疾病的诊断都有重要的临床意义。

第四节 磁共振淋巴管成像

磁共振淋巴管成像（MRL）主要是采用磁共振技术进行淋巴管成像。根据是否注射对比剂可以将磁共振淋巴管成像分为非增强 MRL 和动态增强 MRL。本节介绍 MRL 适应证、成像原理、检查技术要点，旨在为临床医生提供对该技术的深入理解，以便更好地应用于临床实践中。

一、非增强 MRL

【适应证】

这项技术可以检查淋巴系统的形态，可用于非创伤性乳糜胸的诊断和鉴别诊断、疾病严重程度评估和治疗管理指导。此外，该技术可以根据淋巴管的形态特征提供原发性淋巴疾病的放射学分类。

1. 鉴别弥漫性淋巴异常 包括淋巴管扩张、淋巴发育不全和淋巴管瘤，这有助于确定非创伤性乳糜胸的病因。

2. 识别淋巴液渗漏 特别是在创伤性乳糜胸的情况下，在非外伤性乳糜胸中，很少观察到直接可见的淋巴渗漏，因为渗漏通常继发于更具弥漫性的淋巴异常。

【禁忌证】

磁共振（MR）是利用磁场与特定原子核的磁共振作用所产生的信号来成像的，MR系统的强磁场和射频场有可能使心脏起搏器失灵，也容易使各种体内金属性植入物移位，在激励电磁波作用下，体内的金属还会因发热而造成伤害，因此，MR具有绝对禁忌证和相对禁忌证。

1. 绝对禁忌证 指受检者进入磁孔后，会导致生命危险或伤害的情况。

（1）装有心脏起搏器、心脏磁性金属瓣膜、冠脉磁性金属支架者。

（2）植入电子耳蜗者。

2. 相对禁忌证 指受检者进入磁场后，可能受到潜在伤害的情况。

（1）检查部位有金属植入物，如血管止血夹、人工关节、固定钢板等。

（2）带有呼吸机及心电监护设备的危重受检者。

（3）体内有胰岛素泵等神经刺激器的受检者。

（4）妊娠3个月以上的受检者。

【检查前准备】

由于设备的特殊性，MR检查需做相应的检查前准备工作。

（1）进入扫描室前，嘱受检者及陪同家属除去随身携带的任何金属物品（如硬币、钥匙、磁卡、推床、轮椅等）并妥善保管，严禁带入检查室。

（2）告知受检者所需检查时间、扫描时机器会发出较大噪声，嘱受检者在扫描过程中不要随意运动。

【成像原理】

非增强 MRL（图 2-6～图 2-8）技术的原理类似于 MR 水成像，主要是利用水的长 T_2 特性。由于人体所有组织中水样成分如淋巴液等的 T_2 值远远大于其他实质性脏器，在采用扫描序列时重点突出其长 T_2 的特性，使淋巴液由于 T_2 值延长而保持较大的横向磁化向量，而其他含水成分少的组织横向磁化向量几乎衰减为零，所采集的图像信号主要来自淋巴液。实际上长重复时间（TR）主要是为了取得 T_2 效果，特长回波时间（TE）（如 500ms 以上）是为了增强 T_2 效果，淋巴液的 T_2 值（300～500ms）大于体内的其他器官，因此含淋巴液少的邻近器官信号被压低，形成暗的背景，使含淋巴液的淋巴系统信号更加突出，从而达到成像效果。

非增强 MRL 具有以下优点。

（1）无创性技术，无插管等问题。

（2）安全可靠，不用对比剂，无对比剂副作用问题。

（3）可获得多层面、多方位图像。

非增强 MRL 技术的主要缺点是缺乏对淋巴流动的研究。

【检查技术】

1. 线圈 采用头线圈联合体部线圈。

2. 体位 受检者仰卧，头先进，定位线定位在下颌水平。①矢状面定位像中心点定位于脊柱前缘约 0.5cm；②在冠状面图像上，分两段扫描，平行于胸椎序列矢状面，范围包括颈根部，下缘包括盆底，于横断面上调整角度，使定位线与棘突平行。

3. 成像序列 使用重 T_2WI 序列来识别缓慢流动的淋巴液。

4. 门控 为了减少呼吸运动伪影，需要配合呼吸门控。

5. 成像参数 矩阵 256×256，视野 400mm，TR/TE 4175ms/650ms，翻转角度 140°，体素大小 1.5mm×1.5mm×1.5mm，扫描时间 3～5min。

6. 图像后处理　利用最大强度投影技术，对数据进行后处理，有助于图像分析。

二、动态增强 MRL

【适应证】

1. 淋巴系统异常　当淋巴系统出现梗阻、扩张、水肿、先天性畸形等异常情况时，动态增强 MRL 可以帮助医生详细了解淋巴管的结构和功能，为诊断提供依据。

2. 丝虫病　对于丝虫病患者，动态增强 MRL 可用于检查有关淋巴管病变情况。

3. 术后复查　对于经过手术治疗的恶性肿瘤患者，动态增强 MRL 可用于术后监测淋巴管的变化，及时发现复发或转移。

4. 其他原因不明的肢体水肿　当患者出现原因不明的肢体水肿时，动态增强 MRL 可以帮助医生寻找水肿的原因，如淋巴管阻塞或回流障碍等。

【禁忌证】

1. 金属植入物　体内有金属植入物，如心脏起搏器、人工耳蜗、金属关节等，因为金属会干扰磁场，导致图像质量下降或产生伪影，甚至可能对患者造成危险。

2. 幽闭恐惧症　有幽闭恐惧症的患者可能无法长时间处于封闭的磁共振扫描仪内。

3. 妊娠　由于动态增强 MRL 需要使用对比剂，并且存在潜在的磁场和射频辐射影响，妊娠期间不建议进行此检查。

4. 肾功能不全　动态增强 MRL 使用的对比剂可能对肾脏造成一定的负担，因此肾功能不全患者应谨慎考虑进行此项检查。

5. 过敏史　对对比剂或磁共振成像中使用的其他药物（如麻醉剂）有过敏史的患者，应进行过敏测试。

6. 心脏疾病　有严重心脏疾病，如心律失常、心力衰竭等的患者，需要在使用对比剂前进行额外的评估。

【检查前准备】

（1）患者需要穿着无金属物品的服装，以避免干扰磁场，同时，患者需要在检查前一段时间内避免进食或饮水，以减少胃肠道蠕动和液体对图像造成的干扰。

（2）患者需要签署知情同意书，了解检查的目的、过程和可能的不适感，并同意接受检查。

（3）询问患者的过敏史，以便在必要时进行过敏测试或采取防御措施。

（4）在患者的合适部位进行皮下注射准备，以便在检查过程中注射对比剂。

【成像原理】

动态增强 MRL 包括两个阶段，即 T_2WI 图像（用于评估解剖）和对比增强的 T_1WI 动态图像（评价淋巴流量）。T_2WI 图像用于显示淋巴系统的解剖结构，并勾勒出不同身体结构内的淋巴液。这些图像是静态的，可以看到中央淋巴通道，但由于空间分辨率不足，无法显示正常的小淋巴管。有继发于器官内在功能和运动的伪影。动态增强 MRL 允许对中央传导淋巴管进行动态评估。该技术具有高噪比和更好的空间分辨率。

动态增强 MRL 具有以下优点。

（1）可以评估全身的淋巴系统，全身成像。

（2）评估淋巴回流的动态情况，有助于诊断淋巴水肿等淋巴回流障碍性疾病。

动态增强 MRL 的缺点是扫描时间长，对患者要求高。

【检查技术】

1. 线圈 采用体线圈。

2. 体位 在诱导麻醉或开始插管前，患者仰卧在扫描室外的磁共振成像台上，将体线圈的后部元件置于患者下方。在淋巴结插管后，将患者送入 MR 扫描仪。

3. 成像序列 T$_2$WI 序列（用于评估解剖）和对比增强的 T$_1$WI 序列（评价淋巴流量）。

4. 成像参数

（1）3D 重 T$_2$WI 序列：矩阵 256×256，视野 300 ～ 450mm，重复时间 / 回波时间 2500ms/670ms，翻转角度 140°，层厚 1.2mm，体素 1.2mm。

（2）时间分辨磁共振血管造影：矩阵 320×264，视野 370 ～ 500mm，重复时间 / 回波时间 3ms/1ms，翻转角度 25°；层厚 1.2mm，体素 1.3mm。

（3）3D T$_1$ FS 序列：矩阵 352×234，视野 370 ～ 500mm，重复时间 / 回波时间 300ms/1.5ms，翻转角度 20°，层厚 1.1mm，体素 1.1mm。

【应用图例】

动态增强 MRL 临床应用见图 2-6 ～图 2-8。

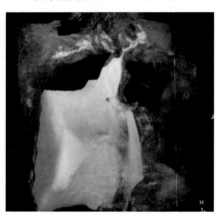

图 2-6 患者，男，60 岁，发现胸腔积液 5 年余，胸闷、气促 4 年余。双侧胸腔可见液体信号，右侧为著，胸导管显示欠佳，仅显示上段远端及颈段，颈段远端略增宽，双侧锁骨下干可见显示，管腔增宽。双侧静脉角及双侧腋窝可见多发囊状长 T$_2$ 信号

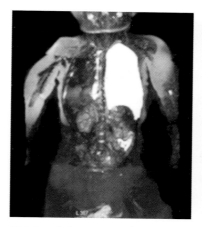 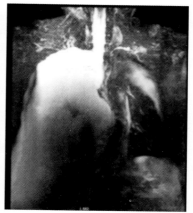

图 2-7　患者，女，11 个月 12 天，发现左侧胸腔积液 4 个月。胸导管各段显示清楚，颈段管腔略增宽，左侧锁骨下干可显示，乳糜池显影。左侧胸腔见液性高信号

图 2-8　患者，男，75 岁，胸导管上段显示清楚，形态、结构及走行未见异常，颈段出口略增宽，周围见异常淋巴管分布，左侧锁骨下干可显示，乳糜池显影。右侧胸腔内可见大量液性长 T_2 异常信号

【总结】

MRL 的优势在于采用重 T_2WI 结合部分傅里叶技术，能够更清晰地显示淋巴液的积聚程度，补充诊断信息。MRL 成为显示淋巴管道正常和异常形态的有潜力的检查方法，在乳糜胸和乳糜腹的诊断、术前淋巴管道定位、避免手术损伤等方面有较高的临床应用价值。

第五节　放射性核素淋巴显像

放射性核素淋巴显像（简称淋巴显像）是一种广泛应用于淋巴疾病诊断的成像技术。通过给患者注射标记的放射性核素，利用其在淋巴系统中的动态分布，可清晰观察淋巴系统的走行和病变情况。

【显像剂】

显像剂是淋巴显像的核心组成部分，其特点包括不能穿透毛细血管基底膜、分散度小、稳定性高、清除速度快、淋巴摄取率高和停留时间长。常用的显像剂包括放射性胶体物质（如 Tc- 硫化锑）和高分子聚合物类、蛋白质类。这些显像剂通过皮下或特定区域注射后，经毛细淋巴管吸收进入淋巴循环，实现对淋巴系统的显像。

【适应证】

淋巴显像适用于以下几种情况。

（1）检测淋巴系统的良性疾病，如淋巴水肿、乳糜胸和腹腔积液等。

（2）了解恶性淋巴瘤的累及范围、淋巴转移途径和程度。

【显像原理】

淋巴显像基于毛细淋巴管内皮细胞为单层内皮细胞、基底膜不完整，会主动吞噬、胞饮大分子和微粒。许多大分子物质无法穿透毛细血管基底膜，只能通过淋巴系统引流或内皮细胞吞噬的方式进入淋巴系统。在皮下或特定区域的组织间隙内注入显像剂，显像剂被毛细淋巴管吸收后，通过淋巴循环流向各级淋巴结，最后进入体循环。显像仪可追踪显示淋巴结或淋巴管的形态、大小和循环情况，从而清晰观察淋巴系统的结构和功能。

【显像方法】

1. 注射　根据怀疑的病变区域淋巴管的引流范围，选择相应的淋巴管收集区域进行显像。

2. 给药　可采用多种给药方式，如皮下或皮内注射、静脉注射等。注射后 30min 可进行局部或全身显像，并可进行必要的延迟显像。

3. 采集方式　可采用局部显像、全身显像和动态显像等方式。

【总结】

淋巴显像作为一种无创的成像技术，对淋巴系统的结构和功能变化具有高度的敏感性和准确性。深入理解淋巴显像的原理、显像剂及其适应证，对于临床医生准确评估淋巴系统的病变程度和选择合适的治疗方案具有重要意义。

第六节 超声成像

　　超声成像是利用超声的物理特性和人体器官、组织在声学性质上的差异，以波形、曲线或图像的形式显示和记录，借以进行疾病诊断的影像检查方法。随着超声诊断技术的提升，高频超声（H-US）及超声造影（CEUS）的应用为淋巴系统成像打开了新的大门。超声在淋巴系统的应用主要是胸导管末端成像及四肢深、浅淋巴管成像。

【适应证】

（1）胸导管末端的检测。

（2）超声造影对中央和周围淋巴管（四肢深、浅淋巴管）的检测。

【超声成像方法】

　　1. 高频超声对胸导管末端的检测　使用扫描仪对受试者进行灰度超声、B-flow 成像和彩色多普勒成像。一般采用线性探头，频率 8 ～ 12MHz。检查开始采用灰度超声检测胸导管。所有检查均采用 B-flow 成像和彩色多普勒成像，以确认解剖结果，并将无灌注的胸导管与邻近静脉区分开。患者取仰卧位，头部轻度后仰，并向右旋转 45°，采用正常呼吸法进行检查。首先，在垂直于锁骨的斜切面上可见左侧颈内静脉，将探头向下移动，显示颈内静脉与椎静脉汇合处，然后在二者汇合处构成的锐角内寻找管状无回声结构——胸导管，并观察末端有无乳糜流动。胸导管内的流动信号强度低，可与邻近血管的动脉和静脉以血流模式区分开。乳糜向静脉角散发时伴有超声特有的乳糜回流现象，有助于胸导管的检测和功能评估。

　　2. 超声造影对肢体淋巴管的成像　一般采用线阵探头，频率 5 ～ 12MHz，采用浅表超声造影模块，MI 0.06 ～ 0.08，超声对比剂选用 Bracco 公司的 SonoVue 冻干粉，用生理盐水配制成悬浮液，震荡后备用。

以下肢浅淋巴管超声造影为例。受试者采用仰卧位，充分暴露下肢及足部，双足部第 1～2 趾间消毒，皮下用 21G 针头注射对比剂混悬液 0.6～1.0ml，同时启动造影软件并计时，注射后轻柔按摩注射部位及引流区域，依次沿足背区、小腿段、大腿段、腹股沟区追踪引流淋巴管，记录中保持操作轻柔，并保证探头垂直，记录腹股沟区淋巴管成像的时间，观察腹股沟区淋巴结是否显影，记录数目。每条肢体观察 8～10min，对图像进行记录保存。

【总结】

超声淋巴管成像的优点是无放射性损伤，属于无创性检查技术；可进行多方位成像；超声淋巴管成像属于实时动态显像，可判断胸导管及四肢淋巴管的功能状态和液体的动力学状态；对于行动不便者，可进行床旁检查。其局限性是检查的准确性与超声设备的性能，以及检查人员的操作技术和经验有很大关系。

第七节　荧　光　显　像

吲哚菁绿淋巴管造影术（ICG-L），也被称为近红外荧光（NIRF）显像，最先被用于显示多种肿瘤的前哨淋巴结，引导术中淋巴结的精准清扫，也同时可观察到淋巴管，识别术中的淋巴引流，具有良好的可视性和实时性。

【显像剂】

常用的显像剂是吲哚菁绿（ICG），它是一种水溶性的荧光染料，对血浆脂蛋白有很强的亲和力，且具有较低的组织和血管壁通透性。亚甲蓝也是一种显像剂。

【适应证】

1. 诊断和评估淋巴水肿　淋巴水肿是一种进行性疾病，是淋巴引流受损导致富含蛋白质的液体在间质积聚所致。ICG-L 可为淋巴水肿的精确评估提供更多信息，如诊断、分期等，从而有助于个性化的手术治疗。

2. 识别胸导管和乳糜漏　可用于食管癌术前预防性的胸导管结扎，食管癌等术后乳糜漏的检测。

【显像原理】

荧光显像设备首先发射短波长光（激发光）激发荧光剂，荧光分子由高能态跃迁时释放长波长光（散射光）。该散射光被荧光显像设备的长波长荧光过滤器捕捉并显像。

【显像方法】

淋巴水肿：通常在淋巴水肿区或周围或四肢的指（趾）间间隙注射 ICG，用近红外摄像系统进行淋巴扫描，观察示踪剂的分布，以了解淋巴管的分布、通畅性等信息，通畅、不渗漏的淋巴管表现为线状。并使用数字录像机记录成像数据。

【总结】

吲哚菁绿淋巴管造影术具有高敏感、直观、无辐射、使用方便等优点，可以进行淋巴管的实时动态显像。但其应用也具有一定的禁忌证，如肝肾疾病患者和透析患者慎用，对碘过敏、甲状腺肿瘤或对其他药物过敏的患者应禁用。

第三章

淋巴结及组织增生性疾病

第一节 淋 巴 瘤

【典型病例】

病例一 患者，男，22 岁，干咳、虚汗 1 年（图 3-1）。

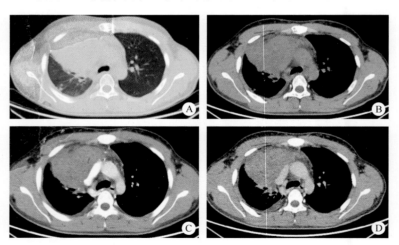

图 3-1 纵隔霍奇金淋巴瘤

右前纵隔可见巨大肿块影，增强扫描呈轻度强化，强化略不均匀，肿物与大血管分界

不清

病例二　患者，女，31 岁，淋巴结肿大 3 年，腋下淋巴结肿大 1 年余（**图 3-2**）。

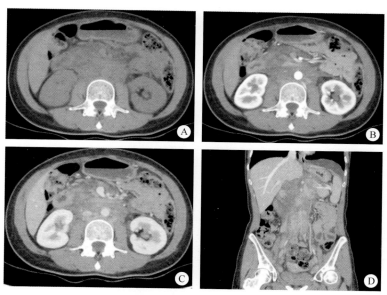

图 3-2　腹膜后非霍奇金淋巴瘤

腹膜后弥漫性软组织密度影，增强扫描轻度强化，腹主动脉及其分支包绕其中

病例三　患者，男，79 岁，涕中带血，伴轻度鼻塞、左耳听力下降 1 年余（**图 3-3**）。

【临床概述】

淋巴瘤（lymphoma）是起源于淋巴结和结外淋巴组织的造血系统恶性肿瘤。淋巴瘤的发病原因并不明确，环境、饮食、吸烟、免疫缺陷、遗传倾向、感染（如 EB 病毒、幽门螺杆菌等）等均可能是潜在的致病因素。

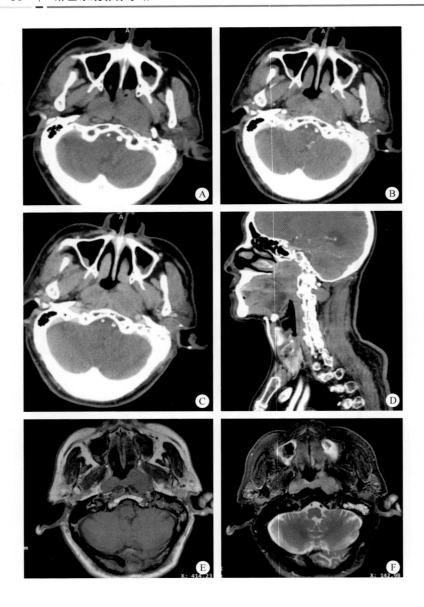

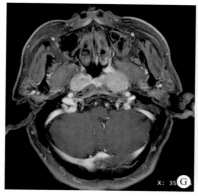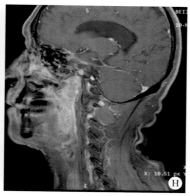

图 3-3　颈部非霍奇金淋巴瘤

A ～ D. 双侧咽隐窝消失，左侧为著，双侧鼻咽侧壁、顶壁、后壁明显不均匀增厚，增
强扫描轻度不均匀强化；E ～ H. 双侧鼻咽侧壁、顶壁、后壁明显不均匀增厚，T_1WI 呈
等信号，T_2WI 呈稍高信号，增强扫描示明显不均匀强化

　　临床表现以无痛性、进行性淋巴结肿大最为常见，也可累及扁
桃体、肝、脾、骨髓等。若淋巴结增大迅速，也可出现疼痛。因淋
巴瘤可发生在身体任何部位，所以病变累及的组织器官不同，引起
的症状也不相同。若出现以下异常表现，如颈部、腋窝、腹股沟等
部位的淋巴结逐渐肿大，可伴有疼痛；咽部淋巴瘤表现为吞咽困难、
鼻塞、鼻出血、颌下的淋巴结肿大；胸部淋巴瘤表现为咳嗽、胸闷、
气促、呼吸困难、上腔静脉阻塞综合征等；胃肠道淋巴瘤表现为腹痛、
腹泻、黑便、腹部肿块；骨淋巴瘤常以骨痛为首发症状，局部肿胀，
椎体侵犯时可出现神经根症状、脊髓压迫症状。此外，患者可出现
全身性的症状，包括原因不明的发热、盗汗、消瘦、皮肤瘙痒。

　　组织病理学检查是诊断淋巴瘤的金标准。淋巴瘤病理分型较为复
杂，依据组织形态特点，淋巴瘤可分为霍奇金淋巴瘤（HL）和非霍
奇金淋巴瘤（NHL）两大类。HL 起源于生发中心的 B 细胞，分为
经典型和结节性淋巴细胞为主型，经典型多见，约占 90%；又可分

为结节硬化型、富于淋巴细胞型、混合细胞型和淋巴细胞消减型这 4 种亚型。NHL 依据细胞来源不同，分为 B 细胞、T 细胞和 NK 细胞三大类，而每一类又包含不同亚型；根据 B 细胞成熟的不同阶段，又可分为生发中心 B 细胞样和活化的 B 细胞样（非生发中心）两种。病理类型不同，通常其生物学行为也不同，一般情况下，HL 较 NHL 预后好，以结节性淋巴细胞为主型预后最好。

常用的影像检查方法包括 CT、MRI、正电子发射计算机体层显像（PET/CT）、超声、内镜等。CT 目前仍是淋巴瘤分期、再分期、疗效评价和随诊的最常用影像学检查方法，对于无碘对比剂禁忌证的患者，应尽可能采用增强 CT；MRI 是中枢神经系统、骨髓和肌肉部位病变的首选检查方法；对于肝、脾、肾、子宫等实质器官病变，可以选择或者首选 MRI 检查，尤其对于不宜行增强 CT 扫描者，MRI 或可作为 CT 发现可疑病变后的进一步检查；PET/CT 是大多数淋巴瘤分期与再分期、疗效评价和预后预测的最佳检查方法；超声可用于浅表淋巴结和浅表器官（睾丸、甲状腺及乳腺等）病变的诊断和随诊，超声引导下穿刺活检可应用于深部淋巴结、肝脏、纵隔等部位的病变诊断。

淋巴瘤是一种全身性疾病，化疗是其主要治疗手段之一。手术治疗的价值主要在于切检取病理以明确诊断。不同类型淋巴瘤的治疗策略不完全相同。医生会根据淋巴瘤的细胞起源、分型、分期、恶性程度、治疗靶点的不同，选择化疗、放疗、靶向治疗、造血干细胞移植等综合治疗手段。

【影像表现】

1. 纵隔淋巴瘤（图 3-1） 常位于前、中纵隔，前纵隔发生率仅次于胸腺瘤。发病年龄有两个高峰年龄段：20 ～ 30 岁和 60 ～ 80 岁。

（1）X 线表现：胸片示纵隔增宽，呈波浪状，密度均匀。侧位见肿块多位于前纵隔和中纵隔。

（2）CT 表现：前纵隔、中纵隔多组淋巴结肿大，常融合成块，尤其易累及血管前间隙、主动脉弓旁、上腔静脉后，易包绕上腔静脉等大血管及气管（**图 3-1**）。肿块多呈均匀软组织密度，分叶状，可向纵隔两侧生长，增强扫描可见轻度到中度强化（**图 3-1C、D**）。放疗后肿块内易出现坏死、囊变、钙化灶。多伴有全身其他部位的淋巴结肿大。

（3）MRI 表现：肿大的淋巴结信号均匀，T_1WI 呈等或稍低信号，T_2WI 呈稍高信号，对放疗敏感，放疗后形成的纤维化在 T_2WI 呈低信号，残余活动性肿瘤则为较高信号。

2. 腹膜后淋巴瘤（**图 3-2**）　40 ～ 60 岁中老年多发。

（1）CT 表现：单个或多组淋巴结肿大，相邻淋巴结相互融合，可跨越中线，形成巨大肿块，边缘呈分叶状，病灶内密度多均匀，少数出现钙化或坏死，增强呈轻中度均匀强化，血管受压推移或被包埋而无狭窄破坏，呈血管"漂浮征""三明治征"（**图 3-2**），伴有周围或其他部位淋巴结肿大。

（2）MRI 表现：病灶呈等或稍长 T_1WI 稍长 T_2WI 信号，扩散受限，扩散加权成像（DWI）呈均匀高信号，表现弥散系数（ADC）信号减低。淋巴结周围脂肪间隙模糊不清，大血管包绕、移位；增强扫描呈轻中度均匀强化。

（3）特殊征象：腹主动脉、下腔静脉等大血管被包绕，称为"血管淹没征"；腹主动脉、下腔静脉后脂肪间隙消失，称为主动脉"漂浮征"；肠系膜淋巴结和腹膜后增大的淋巴结相互融合，中间为肠系膜血管或腹腔干，称为"三明治征"。

3. 颈部淋巴瘤（**图 3-3**）　可分为：①单纯淋巴结病变；②单纯结外病变，可侵犯结外淋巴组织（咽淋巴环）及结外非淋巴组织（鼻、鼻旁窦、眼、甲状腺、涎腺、喉等）；③同时有结外及淋巴结病变。

淋巴结受侵部位广泛，主要为咽后组、颈静脉链周围及颈后三角区淋巴结，有时可侵及颌下及腮腺内淋巴结；常为双侧侵犯，淋巴结大小不一。CT 平扫多表现为密度均匀、边界清楚。增强扫描可均匀或不均匀强化；MRI 显示淋巴结边界清楚，信号均匀，T_1WI 呈低信号，T_2WI 呈中、高信号，增强扫描呈均匀强化。

4. 胃肠道淋巴瘤 消化道受累部位以胃最为多见（60%～70%），其余依次是小肠、回盲部和结直肠。

（1）CT 表现：肠壁呈节段性或弥漫性增厚，增厚管壁常呈环周性、对称性改变；肠道黏膜层常无破坏；外缘光整，呈波浪状或分叶状。受累肠管柔软，局部扩张，较少出现肠梗阻。可表现为动脉瘤样扩张，肠管增厚，但管腔不窄；肿瘤密度较均匀，平扫呈稍低密度或等密度，增强扫描呈均匀中度强化或明显强化；淋巴瘤一般不侵犯周围组织、器官，肠管周围脂肪间隙清晰；常伴肠管周围淋巴结肿大，沿血管走行分布。部分融合淋巴结可包绕血管及脂肪组织，形成典型的"三明治征"。部分患者伴有腹膜后、肝门、脾门区淋巴结肿大。

（2）MRI 表现：与肌肉相比，增厚肠壁 T_1WI 呈等信号，T_2WI 呈等或稍高信号，信号均匀，扩散轻度受限，DWI 信号略高，ADC 信号减低；增强扫描病变段肠壁呈轻中度强化。

5. 肺淋巴瘤 绝大多数属于肺黏膜相关淋巴组织淋巴瘤，其影像表现复杂、多样。

（1）结节肿块型：最为常见，表现为单侧或双侧肺野内单发或多发结节、肿块影，单发者可表现为周围型或中央型结节肿块，多发者更为常见，沿支气管血管束分布，病灶边界清晰，浅分叶，有或无毛刺，无胸膜凹陷征，病灶内部密度均匀，无钙化，无包膜，内常见轻度扩张的空气支气管征，部分灶内可见空洞及气液平面，增强扫描病灶呈轻至中度均匀强化，常见 CT 血管造影征。病灶跨叶分布、肿块性病变周围的磨玻璃样"晕征"及轻度扩张的空气支气管征有助于肺淋巴瘤与其他肺内肿块的鉴别。

（2）肺炎肺泡型：为肺淋巴瘤常见表现之一，表现为单侧或双侧肺野沿肺段或肺叶分布的斑片状渗出实变影，可跨越叶间裂，中心密度高，周边密度渐低，内可见空气支气管征，且支气管常见轻度扩张，实变阴影内偶可见空洞。

（3）粟粒型：少见，表现为多发粟粒样小结节，沿支气管周围呈串珠样弥漫分布，边界毛糙。

（4）支气管血管淋巴管型：最少见，淋巴瘤沿支气管血管周围浸润致支气管血管束增粗，病变一般位于中央或肺门周围，表现为自肺门向肺野外呈放射状或网状小结节影，或呈磨玻璃样变。

6. 骨淋巴瘤　好发部位：四肢骨中股骨最常见，占 25%，好发于骨端、干骺端；椎体骨多见，约占 25%；骨盆、肱骨、头颈部、胫骨等也可累及。

（1）X 线片和 CT

1）骨质破坏：好发于长骨骨干或邻近干骺端，以髓腔溶骨性骨质破坏为主，病变范围广泛，可呈筛孔样、小斑点状、虫蚀样或地图样。

2）骨膜反应：约占 60%，可呈平行状（层状、葱皮样）或放射状骨针。

3）软组织肿块：相对较大，常超过骨质破坏的范围，其内无肿瘤骨和钙化，一般不出现坏死。病变以骨髓侵犯为主，经骨皮质虫蚀样破坏孔延伸到骨外，在周围形成软组织肿块，即所谓"肉包骨征"。

4）病理性骨折：后期常伴病理性骨折。

（2）MRI 表现：病变于 T_1WI 上呈低于或等于肌肉的信号，T_2WI 上信号表现多样，可呈高、低、等信号，T_2WI 抑脂序列呈高信号，且信号多不均匀，可能与肿瘤血供、瘤组织变性和坏死有关；增强扫描多呈轻中度均匀强化，一般无液化坏死；扩散受限，DWI 为高信号，ADC 为低信号。软组织肿块明显，而骨皮质破坏相对较轻，是本病的特征性表现。MRI 对于骨皮质侵蚀更敏感，表现为骨皮质虫蚀样、筛孔样破坏；高分辨 MRI 可显示"肿瘤通道"：低信号的骨皮质内线样长 T_2WI 高信号。

【鉴别诊断】

1. 纵隔淋巴瘤　需与淋巴结转移、结节病、淋巴结结核鉴别。

（1）淋巴结转移：多发生于中老年人，有原发恶性肿瘤病史。纵隔内见多发结节、团块，相互融合成团，邻近大血管、气管、食管、心包、胸壁等可受侵犯。增强可见轻中度强化，强化均匀或不均匀，可有囊变坏死。

（2）结节病：以两侧肺门对称性淋巴结肿大为典型特征。多发肿大淋巴结体积较大，密度均匀，但一般无融合，增强扫描呈持续中高度均匀强化，少见坏死，累及肺部时可见沿支气管血管束、小叶间隔、叶间裂及胸膜下分布的淋巴管周围微小结节。

（3）淋巴结结核：病灶密度多不均匀，可见钙化或干酪性坏死，增强方式以环形、分隔样强化为主，且环形内壁较光整，中央可有液化，若合并肺内结核病变则强烈提示纵隔淋巴结结核。

2. 腹膜后淋巴瘤　需与腹膜后淋巴结结核、腹膜后淋巴结转移、腹膜后纤维化鉴别。

（1）腹膜后淋巴结结核：多有原发结核病灶，如肺结核、肠结核等。多个淋巴结轻度到中度肿大，成串排列，可钙化；增强后呈环形强化，多个淋巴结融合呈多腔结构，具有一定特征性。

（2）腹膜后淋巴结转移：腹膜后淋巴结肿大，多伴有中央坏死，中老年人多见，有原发恶性肿瘤病史。

（3）腹膜后纤维化：腹膜后大片状软组织密度影，增强后轻中度强化，大血管受压狭窄、后移，而不是包裹，一般位于肾动脉水平以下，边界不清。常合并其他 IgG4 相关疾病，如硬化性胆管炎、自身免疫性胰腺炎等。

3. 颈部淋巴瘤　需与淋巴结结核、淋巴结转移鉴别。

（1）淋巴结结核：多因病变内增殖及干酪样成分混合存在而表现为不规则环形强化；多数边界不清楚，浸润周围脂肪组织；严重者可有窦道或"冷脓肿"。

（2）淋巴结转移：多数患者年龄较大，有头颈部原发肿瘤病史；转移淋巴结多位于原发肿瘤同侧淋巴引流区域；呈不规则环形强化；边界不清楚，可侵犯周围组织。

4. 胃肠道淋巴瘤　需与胃肠道癌、胃肠道间质瘤鉴别。

（1）胃肠道癌：与胃肠道淋巴瘤均可表现为胃肠道管壁增厚、肿块形成及淋巴结肿大，但胃肠道癌常表现为管壁僵硬、肿瘤边界不清、黏膜层破坏较明显；肿瘤对周围组织侵犯较明显且较早出现肠梗阻征象；胃肠道癌淋巴结肿大常伴有坏死，且较易出现远处转移；增强扫描显示，胃肠道癌强化程度较胃肠道淋巴瘤明显。

（2）胃肠道间质瘤：胃肠道间质瘤常为偏心性肿块，多呈类圆形或分叶状，密度欠均匀，液化、坏死及囊变较为多见，部分病灶可有钙化；增强扫描胃肠道间质瘤呈不均匀中度强化；常无肿大淋巴结。

5. 肺淋巴瘤　需与肺癌、结节病、肺炎、肺结核鉴别。

（1）肺癌：肺泡癌常为双肺弥散分布斑片状、结节样渗出实变影，空气支气管征象常扭曲呈"枯树枝"状，纵隔肺门淋巴结多有增大；而肺淋巴瘤多沿肺叶、肺段分布或沿支气管血管束分布，呈磨玻璃样渗出或实变影，空气支气管征常显示支气管管壁增厚、管腔狭窄或扩张，多发结节肿块肺淋巴瘤需与肺转移瘤鉴别，肺转移瘤患者有原发恶性肿瘤病史。

（2）肺炎：多急性起病，有高热、寒战、白细胞总数及中性粒细胞增高，抗炎治疗时病变短期内吸收；而肺淋巴瘤的临床症状与影像学表现不成比例，影像学病灶范围较大，而临床症状比较轻或无，抗炎治疗后无吸收。CT上，肺炎实变的肺内支气管多通畅，管壁不增厚；而肺淋巴瘤实变的肺内空气支气管征常见支气管壁增厚、管腔狭窄或合并支气管扩张。

（3）肺结核：临床上，肺结核有结核中毒全身症状，而肺淋巴瘤临床表现轻微，结合临床及结核菌素实验有助于鉴别。CT上，急性血行播散性肺结核表现为"三均匀征"，亚急性或慢性血行播散性肺结核表现为"三不均匀征"，支气管内膜结核的病变多发生在肺段及段以下支气管，且在肺野的其他部位多有结核灶；而粟粒型肺淋巴瘤粟粒结节主要分布在中下肺野中外带，可伴有间质性改变，间质型肺淋巴瘤多沿支气管血管束分布，有一定鉴别价值。

6. 骨淋巴瘤　需与骨转移瘤、多发性骨髓瘤及骨肉瘤鉴别。

（1）多发性骨髓瘤：多见于 40 岁以上，病灶多发，实验室检查显示 50% 的患者尿中本周蛋白阳性，影像学主要表现为溶骨性骨质破坏，呈穿凿样改变，边缘少有硬化缘，无骨膜反应。

（2）骨转移瘤：临床上患者常有原发恶性肿瘤病史，骨质破坏明显，软组织肿块较小，多发病灶，具有跳跃性，若发生在椎体，附件常受累，但椎间盘无侵犯。

（3）骨肉瘤：多见于青少年患者，好发于长骨干骺端，骨质破坏及软组织肿块并存，周围见放射状骨膜反应。

【重点提醒】

淋巴瘤多见于中老年人，高发年龄为 45 ～ 60 岁。多表现为淋巴结肿大，可融合成块状，可有"血管淹没征""主动脉漂浮征""三明治征"等特殊征象，可伴有多器官受累；结外淋巴瘤的影像表现因部位不同而异，多数病灶密度均匀，坏死、囊变少。根据患者临床症状，淋巴结无痛性进行性增大，再结合病理检查及影像学表现，一般不难诊断，在诊断过程中还需与淋巴结转移、淋巴结结核及结节病等进行鉴别。

第二节　结　节　病

结节病（sarcoidosis）是一种病因不明的多系统受累的以非干酪样坏死性上皮细胞肉芽肿为病理特征的良性淋巴组织增生性疾病，1877 年由 Hutchinson 等首次报道，1940 年正式命名为结节病。结节病可累及全身各器官，如胸部、眼、皮肤、心脏、肝脏、脾、外周淋巴结、神经系统、骨肌系统和内分泌系统等，其中胸部受累率约

90%以上。流行病学显示该病可发生于任何年龄、性别及种族，发病率（10～40）/10 万。本病为慢性或迁延过程，部分呈自限性特征，皮质类固醇有助于控制炎症，一般预后良好。

一、发病机制与病理改变

1. 发病机制　该病的病因和发病机制尚不清楚，研究证实可能与遗传基因、免疫反应、感染和环境因素等多种因素密切相关。

2. 病理改变　大体病理（胸腔镜及开胸活检）可见胸膜下、肺表面有散在分布的灰白色小结节；支气管镜检查可见气道黏膜水肿、黏膜下结节或局部隆起呈鹅卵石样。镜下病理显示早期病变主要为以单核细胞、巨噬细胞和淋巴细胞浸润为主的肺泡炎，可累及肺泡壁和间质；继而形成大量大小一致、均匀分布的上皮样细胞构成的肉芽肿样结节，结节通常不融合，无干酪样坏死，结节内可见朗格汉斯细胞或多核巨细胞，周围少量淋巴细胞；在慢性阶段，结节周围的成纤维细胞胶原化和玻璃样变，导致非特异性纤维化。结节分布在肺泡内、支气管黏膜下或淋巴管周围，少数可见上皮样结节包绕在血管周围，形成肉芽肿性血管炎。

二、临床表现

结节病好发年龄呈双峰分布，即好发于 25 岁以上的青年人和 50 岁以上的中年人，其中 25～45 岁占 80%，儿童和老人少见；女性较多，男女之比为 5：7。临床表现呈非特异性，起病隐匿、进展缓慢、症状较轻且与影像表现呈分离状态，其中无症状者占 30%～60%；呼吸症状包括轻微咳嗽、少量咳痰、胸痛，偶有咯血或呼吸困难等，晚期可有间质纤维化、肺气肿或呼吸衰竭等；全身症状有乏力、发热和体重下降等。约 1/4 患者有眼（以葡萄膜炎为主）和皮肤病变（以结节性红斑或皮下结节为主），1/3 有周围淋巴结轻度肿大。

实验室检查：①Kveim 试验阳性；②支气管镜检查，气道黏膜水肿、黏膜下结节或局部隆起呈鹅卵石样改变；肺泡灌洗液（BALF）中淋巴细胞数增高和 CD4/CD8 比值增高、血清血管紧张素转换酶（SACE）水平升高提示结节病处于活跃时期，可作为治疗后评估疗效的指标；③肺功能检查，早中期患者多数肺功能基本正常；肺间质浸润弥漫或合并肺间质纤维化时可呈限制性肺功能障碍，即肺容积缩小、用力肺活量（FVC）和第 1 秒用力呼气容积（FEV1）降低等；进展晚期累及小气道出现阻塞性或混合性通气功能障碍。

三、影 像 特 征

胸部结节病的影像学检查方法主要包括常规 X 线胸片（**图 3-4**）、胸部 CT 平扫和增强 CT、MRI、超声检查、核素显像和 PET/CT 等，其中以 X 线胸片和胸部 CT 为首选，MRI 可用于胸部 CT 扫描后的进一步定性检查和功能判断，超声检查对于发现表浅淋巴结肿大和胸腔积液或心包积液等意义较大，核素显像和 PET/CT 对于判断肉芽肿病变的活动性、淋巴结肿大的范围及评判代谢功能具有重要价值。结节病的影像学检查主要包括两方面：①明确临床和影像分期；②熟悉典型及非典型表现特征。

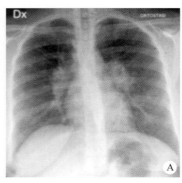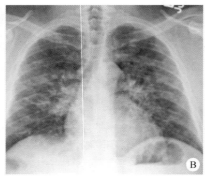

图 3-4　结节病胸部 X 线表现

A.结节病 Ⅰ 期；B.结节病间质纤维化期

（一）胸部结节病的影像学分期

主要根据 X 线胸片和 CT 表现分为五期。①0 期：无异常 X 线表现，占 5%～10%；②Ⅰ期：两侧肺门和纵隔淋巴结肿大，无肺部异常，占 40%；③Ⅱ期：肺部出现弥漫性病变，伴肺门纵隔淋巴结肿大，占 30%～50%；④Ⅲ期：肺部弥漫性间质浸润，无肺门淋巴结肿大，占 15%；⑤Ⅳ期：肺部纤维化形成，占 5%。

（二）胸部结节病典型和不典型影像表现

1. 胸部淋巴结肿大　是结节病早期（0 期～Ⅰ期）的胸部表现，发生率占 75%～85%，约 50% 的患者胸部表现是唯一表现。①典型表现是双侧对称性肺门淋巴结肿大并伴有或不伴有纵隔淋巴结肿大，且肺门淋巴结较纵隔淋巴结肿大的程度显著。X 线胸片呈双侧肺门分叶状增大和（或）上纵隔增宽，胸部 CT 可清晰显示增大淋巴结的形态学特征：形状如土豆，呈多发团簇状分布、轮廓清晰且极少融合，又称为"土豆征"（potato sign）（图 3-5）；密度较均匀，增强扫描呈明显均匀或延迟强化、内部无坏死或钙化；周围器官（如气管或血管）可有受压移位或变窄；动态观察肿大淋巴结一般在 6～12 个月自行消退或随着肺部病变的出现而逐渐缩小、消退或不继续增大等。MRI 在显示肺门纵隔淋巴结方面优于常规 CT，但无法有效显示结节病的肺内改变。PET/CT 能有效显示结节病患者的肺部炎症和纵隔淋巴结肿大。在Ⅱ～Ⅲ期结节病患者中，65% 的患者肺部摄取率增高，在Ⅳ期患者中，PET/CT 可以评估肺纤维化或疾病活动（图 3-7）。②不典型表现包括如下四种情况：只有纵隔淋巴结肿大而无肺门淋巴结肿大；单侧非对称性肺门淋巴结肿大；肿大淋巴结密度不均匀、出现钙化、轻度增强或环形强化和伴有液化坏死；肿大淋巴结融合、分界不清或边缘模糊。

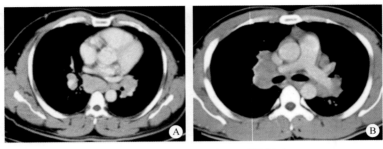

图 3-5 结节病胸部 CT 表现（纵隔窗）

A.纵隔淋巴结肿大；B.典型结节病 CT 表现

2.肺部病变（**图 3-6**） 肺部受累多发生在淋巴结病变之后，是结节病中晚期（Ⅱ～Ⅳ期）的主要表现，也是产生临床症状的主要

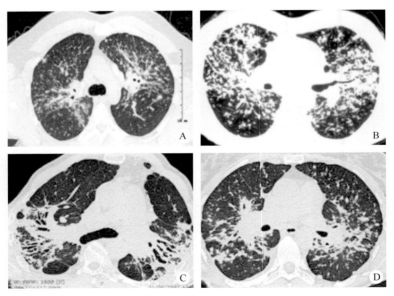

图 3-6 结节病胸部 CT 表现（肺窗）

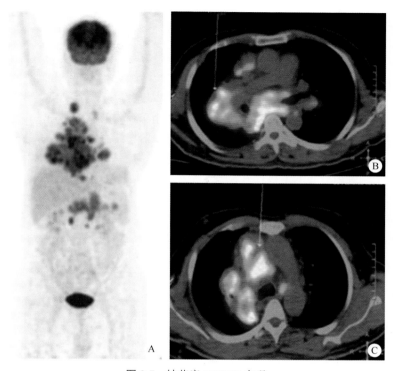

图 3-7　结节病 PET/CT 表现

A. 全身 MIP 图显示纵隔及腹腔多发增大结节伴高代谢；B、C. 断层 PET/CT 显示纵隔及肺门肿大结节伴高代谢

原因。X 线片对肺部病变的检出率不到 50%，部分隐匿或微小病变则无法显示，而 CT（尤其是薄层高分辨率 CT）对肺结节病的显示率高达 96.6% ～ 100%。

（1）肺内典型表现

1）病变分布：以两肺对称性沿中轴和周围肺间质呈散在性分布为特征，上肺常较下肺严重，肺间质结构包括中轴支气管血管束、小叶核心、叶间裂、小叶间隔和胸膜下区域等。

2）形态特征：最常见类型是多发结节影或网结状阴影，结节形态学呈圆形、类圆形、树丫状或不规则形、质硬缘清、直径 2 ～ 4mm 等特征，其中，分布于中轴肺间质者以支气管血管束和小叶核心呈"串珠样"改变为特征，分布于周围肺间质者以叶间裂不规则增厚和胸膜下不规则结节为主，而小叶间隔受累相对较少，此点与癌性淋巴管炎累及周围间质引起网格状小叶间隔显著增厚有区别，因其特殊的生长方式可形成胸膜下分布的颗粒状或结节状反晕征，此点有别于胸膜内分布的结核性颗粒状反晕征。病理上，结节主要在肺间质并沿支气管血管和淋巴管呈散在分布的非坏死性肉芽肿；其次常见类型是肺泡壁或微细间质增厚形成的斑片状实变影或磨玻璃样密度影，病理上提示活动性肺泡炎向肉芽肿过渡或由肉芽肿结节融合所致，为病变活动期表现；病变进展期或中晚期出现肺间质纤维化（即纤维化型肺结节病），表现为沿支气管血管束分布的索条影、肺管状结构的牵拉扭曲或扩张、小叶间隔或小叶内间隔网格状增厚或不规则线状影，其早期多以肺门为中心，沿较大的支气管血管束向两上叶及中叶区域放射状分布，常合并多发小结节而呈网结状改变特征，此点与特发性间质性肺炎导致的全肺弥漫性肺纤维化不同，而进展期则呈两肺弥漫性分布的纤维网格影和蜂窝囊性病变，与其他原因引起的肺纤维化难以鉴别。病理上表现为肉芽肿周围的成纤维细胞胶原化和玻璃样变、肺结构破坏、囊变或蜂窝形成，以及肺功能的严重受损。

3）特殊征象：如间质性结节、胸膜下间质性分布、树芽征、颗粒状或结节状反晕征、串珠样支气管血管束、叶间裂不规则增厚、牵拉性支气管扩张、放射状间质纤维化等。

4）伴随表现：主要包括肺门或纵隔淋巴结肿大、单侧或双侧少量胸腔积液、纤维化性实变或肺不张，以及胸外异常等。

5）动态演变表现：相对缓慢和迁延，可自限性好转或伴随肺内病变的进展而肿大淋巴结缩小或消失，病程多以"月"为时间单元。

（2）肺内不典型表现：占 25% ～ 30%，主要体现在受累部位和表现类型等两方面。

1）受累部位不典型：即结节性病变仅分布于胸膜下区域，而中轴间质和叶间裂未受累。

2）表现类型不典型：包括肺内病变呈现类似于感染性肺炎的气腔实变影或磨玻璃影；类似于间质性肺炎的网格状影，或胸膜下斑片状或带状影，或纤维化囊变影；类似于血行性播散的弥漫性粟粒状结节或散在分布的结节影；类似肿瘤或肉芽肿性病变的斑块或肿块影；类似气道受累所致空气潴留或马赛克灌注异常等改变；少见的胸膜病变，如胸腔积液、胸膜增厚或胸膜斑块等（**图 3-8**）。

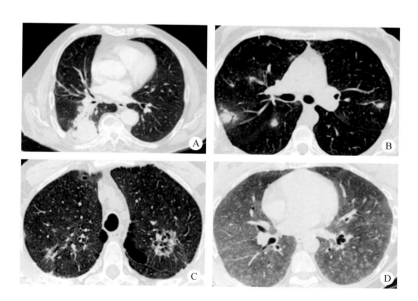

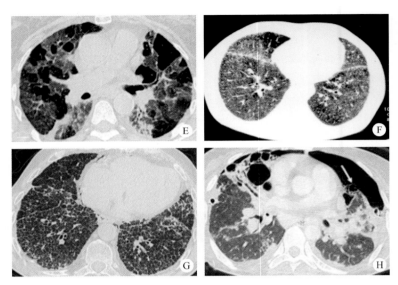

图 3-8　结节病不典型表现

A. 肉芽肿；B. 多发肉芽肿型；C. 局灶性纤维化浸润伴支气管扩张；D. 弥漫性磨玻璃影
（GGO）类似外源性变应性肺泡炎（EAA）；E. 小气道病变马赛克灌注表现；F. 粟粒型；
G. 小叶间隔增厚型；H. 多发斑片和气囊

四、诊断要点

　　肺结节病的诊断也是一种以组织病理学为金标准的经临床 - 影像 - 病理（CRP）综合分析的排除性诊断。

　　1. 临床表现　青中年女性多见，临床症状轻微，与影像学呈分离状态，常伴有眼和皮肤异常。实验室检查：Kveim 皮肤试验阳性、支气管镜下黏膜呈结节样或鹅卵石样改变、肺泡灌洗液中淋巴细胞数增高、CD4/CD8 比值增高及血清血管紧张素转换酶水平升高。

　　2. 影像特征　典型表现为双侧对称性肺门淋巴结肿大并伴有或不伴有纵隔淋巴结肿大；肺内表现为两侧对称性沿中轴和周围

肺间质呈散在性分布的多发结节影或网结状阴影，结节形态学呈圆形、类圆形、树丫状或不规则形，质硬缘清、直径 2 ～ 4mm 等特征，常伴有斑片状实变影或磨玻璃样密度影，以及中央性放射状纤维化改变。

3. 病理改变　早期主要为以单核细胞、巨噬细胞和淋巴细胞浸润为主的肺泡炎，并累及肺泡壁和间质；继而形成大量大小一致、均匀分布的由上皮样细胞构成的肉芽肿样结节，结节通常不融合，无干酪样坏死；慢性期结节周围的成纤维细胞胶原化和玻璃样变并形成非特异性纤维化。

4. 同时除外其他以非干酪性坏死的上皮样细胞为主的肉芽肿样病变　如肺结核、亚急性或慢性过敏性肺炎、良性淋巴增生性疾病、真菌感染或抗中性粒细胞胞质抗体（ANCA）相关性肺小血管炎等。

五、鉴别诊断

影像上诊断结节病最典型的征象是双侧对称性肺门淋巴结增大，肺内表现为沿淋巴道分布的多发微结节，发生纤维化时，主要累及肺门旁支气管周围肺组织。单纯表现为肺门、纵隔淋巴结肿大时，应与淋巴结结核、淋巴瘤、转移癌和铍中毒鉴别。肺部支气管血管束增粗及小叶间隔结节状增粗，应与癌性淋巴管炎、支气管播散性肺结核、血行播散粟粒性肺结核、肺尘埃沉着病、IgG4 相关性肺疾病、Castleman 病等鉴别。不典型结节病征象几乎涵盖了所有肺部异常表现，有"超级模仿者"之称，与许多肺部疾病表现相似，鉴别有时非常困难。皮肤、淋巴结和肺组织病变活检显示非干酪性肉芽肿有病理学诊断价值。结节病的确诊需要一致的临床、影像学和病理学表现。

1. 淋巴结结核　常伴有结核中毒症状。CT 显示平扫时常见钙化，增强后多呈环形强化。结核多个淋巴结间分界较清，可有粘连，但较少出现淋巴瘤样淋巴结融合或血管包绕等改变。

2. 淋巴瘤　肺淋巴瘤也多表现为弥漫性间质性分布的多灶性结节、肉芽肿或斑片状多形性混合性病变，与其鉴别极为困难，但淋巴瘤常以实性斑块影为主，并伴有支气管充气征、CT血管造影征、延迟均匀强化和纵隔淋巴结肿大等特征，同时需要结合临床病史和症状，必要时穿刺活检行病理学检查证实。

3. 血行播散性转移瘤　肺血行播散性转移瘤结节常位于支气管血管束和小叶间隔内，肺结节病的肺内结节多位于支气管血管边缘和胸膜下。

4. 癌性淋巴管炎　以一侧或双侧肺弥漫性间质性分布的网格影、结节影和磨玻璃影等混合性病变为主，以无间质性纤维化和结构牵拉为特征，可伴有纵隔淋巴结肿大，结合临床肿瘤病史和临床表现有助于鉴别诊断。

5. 血行播散粟粒性肺结核　肺结节病表现为弥漫性肺内微小结节时与粟粒性肺结核较难鉴别。粟粒性肺结核的微小结节通常随机分布，而肺结节病的微小结节多沿淋巴道、支气管血管束、小叶间隔、叶间裂和胸膜下分布。

6. 尘肺　肺结节病和尘肺患者均可在肺门和纵隔出现蛋壳样钙化肿大淋巴结。肺结节病和尘肺晚期均可观察到大量纤维化。结合患者的临床病史，有助于鉴别。

7. IgG4相关性肺疾病　以血清IgG4水平显著增高合并多器官淋巴增生为特点。胸部影像主要分为4类：实性结节型、多发性圆形磨玻璃影型、肺泡间质型、支气管血管束型。以上表现可单独或合并存在。单纯凭影像学鉴别困难，极易漏诊。组织病理学检查是诊断IgG4相关性疾病的关键所在。

8. Castleman病　又称血管滤泡性淋巴组织增生，是一种病因不明的以淋巴结肿大为特征的慢性淋巴组织增生性疾病。淋巴组织增生性疾病可以表现为显著淋巴结肿大，并累及全身多个系统，也可表现为支气管血管周围小结节，与肺结节病类似，有时两者难以鉴别。

第三节　IgG4 相关性疾病

【病例】

病例一　患者，男，60岁，双颌下肿物1年，伴突发腹痛1天（图 3-9～图 3-11）。

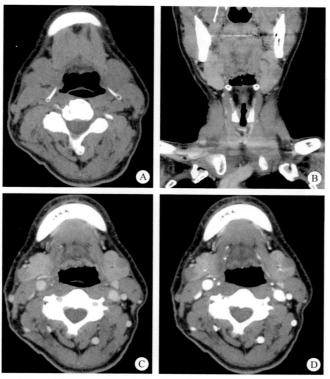

图 3-9　双颌下腺弥漫性肿大，边缘呈分叶状，CT 增强扫描可见多发强化较低结节，边界清楚

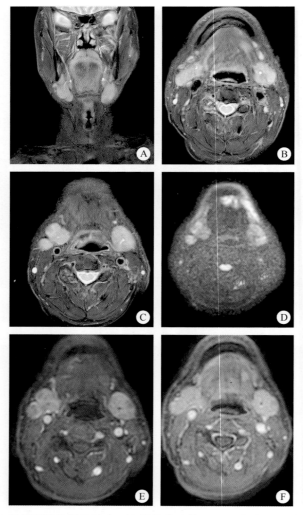

图 3-10 双颌下腺弥漫性肿大,边缘呈分叶状,T₂WI 上(A ～ C)可见稍高信号结节,DWI 上(D)呈稍高信号结节,增强扫描早期(E)结节强化低于周围颌下腺,延迟期(F)强化高于颌下腺结节

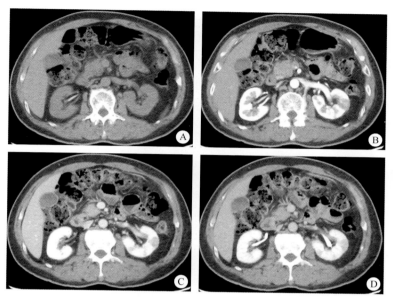

图 3-11 A ～ D. 胰头肿大，形态饱满，略呈结节状改变，增强扫描强化等于或稍低于周围胰腺组织；B ～ D. 各期增强扫描左肾实质内见多发类圆形、楔形强化稍低灶，提示 IgG4 相关性肾病

术后病理：双颌下腺肿物可见纤维组织增生，大量淋巴浆细胞浸润，IgG4/IgG ＞ 40%，考虑 IgG4 相关性疾病。

病例二 患者，男，75 岁，间断上腹不适伴食欲缺乏 2 月余。血清 IgG4 46 300mg/dl（图 3-12）。

病例三 患者，男，61 岁，体检发现肌酐升高 3 月余，血清 IgG4 165mg/dl（图 3-13）。

IgG4 相关性疾病的肺内表现见图 3-14。

【临床概述】

IgG4 相关性疾病（IgG4-RD）是近年来公认的慢性纤维炎性疾病。2003 年，Kamisawa 首次提出 IgG4 相关性疾病的临床病理概念。根据

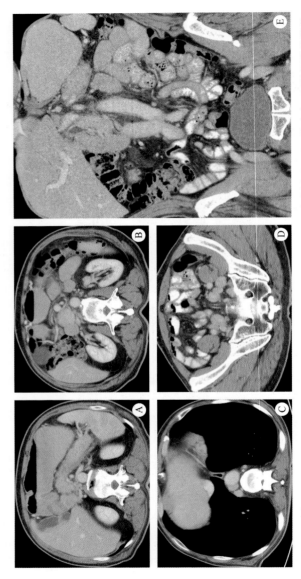

图 3-12 A、B. 胰腺弥漫性肿大，以胰头部肿大为著，略呈结节状改变，腹膜周围可见少许渗出，肝外胆管稍增宽，管壁增厚。C、D. 腹膜后、盆腔髂血管旁多发大小不等的淋巴结，边界清楚，密度较均匀，其内未见坏死，增强扫描呈轻中度强化。E. 冠状位图像示胆总管总管壁较均匀增厚，下端管腔狭窄，其以上胆管稍扩张，提示 IgG4 相关性胆管炎改变

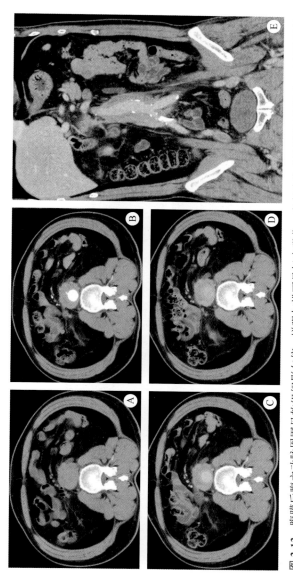

图 3-13　腹膜后腹主动脉周围见软组织影包绕，增强扫描可见轻度强化，腹主动脉未见明确变窄征象，左侧输尿管腹段部分被包绕

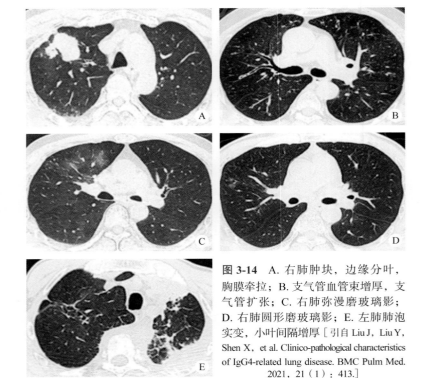

图 3-14　A. 右肺肿块，边缘分叶，胸膜牵拉；B. 支气管血管束增厚，支气管扩张；C. 右肺弥漫磨玻璃影；D. 右肺圆形磨玻璃影；E. 左肺肺泡实变，小叶间隔增厚 [引自 Liu J，Liu Y，Shen X，et al. Clinico-pathological characteristics of IgG4-related lung disease. BMC Pulm Med. 2021，21（1）：413.]

2012 年国际 IgG4-RD 病理共识，主要依据组织病理学特征进行诊断，如淋巴浆细胞浸润丰富、席纹状纤维化和闭塞性静脉炎等。IgG4-RD 好发于中老年患者，发病年龄 50 ～ 70 岁，男性多于女性。IgG4-RD 几乎可发生于任何解剖部位，最常累及的部位是淋巴结、肝脏、胰腺、泪腺和唾液腺。由于非特异性临床表现，IgG4-RD 的诊断具有挑战性，尤其是 IgG4 相关性肺疾病（IgG4-RLD），当孤立性肺受累或其他不能建立诊断的解剖部位如垂体、脑膜、鼻窦受累时，诊断尤为困难。

2020 年，Umehara 等发布了修订后的 IgG4-RD 综合诊断标准。

该标准提出可以确定该疾病诊断的 3 个标准。①器官受损伤，如弥漫性/局限性肿胀。②血清 IgG4 水平 > 135mg/dl。③ 3 个病理子项中有 2 个为阳性：丰富的淋巴浆细胞浸润伴纤维化；每个高倍镜视野 IgG4 + 浆细胞/IgG + 细胞 > 40%，IgG4 + 浆细胞 > 10 个；典型的组织纤维化，特别是席纹状纤维化，或闭塞性静脉炎。满足①+②+③，可确诊该疾病；满足①+③，可能诊断该病；满足①+②，提示可疑 IgG4-RD。

IgG4-RD 可单独累及一个器官，也可同时累及多个器官。尽管血清 IgG4 水平升高对诊断 IgG4-RD 有益，但部分患者血清 IgG4 水平不高，可能与炎症反应是否活动有关。

【影像表现】

PET/CT 在 IgG4-RD 诊断中具有重要作用，可以同时发现一个或多个器官放射性摄取增高。

1. IgG4-RD 累及唾液腺　表现为腺体肿大，CT 或 MRI 增强扫描表现为结节早期强化稍低于正常腺体组织，延迟扫描强化高于周围的腺体组织（图 3-9、图 3-10）。

2. IgG4 相关性胰腺炎　又称自身免疫性胰腺炎，表现为胰腺弥漫性肿大，呈腊肠状，部分也可表现为胰头或钩突的局限性肿大，伴有胰管扩张或狭窄，CT 或 MRI 增强扫描早期可稍低于或等于周围的胰腺组织，周围脂肪间隙可略模糊（图 3-11、图 3-12）。

3. IgG4-RD 累及肝脏　可表现为弥漫性肝炎或肝炎性假瘤。IgG4 相关性肝炎表现为肝脏弥漫性肿大，密度可略减低，增强扫描强化较均匀。IgG4 相关的肝炎性假瘤于 CT 上可见肝脏的低密度肿块，边界较清，增强扫描可见强化。

4. IgG4 相关性胆管炎　常与自身免疫性胰腺炎合并发生，可表现为胆管壁弥漫性增厚或局限性腔内肿块，肝内外胆管狭窄或扩张，可伴有胆道梗阻，增强扫描可见轻中度强化，部分可伴有胆囊壁肥厚（图 3-12）。

5. IgG4 相关性肾病　约35%的自身免疫性胰腺炎会合并肾脏受累。IgG4 相关性疾病通常累及双侧肾脏，主要累及肾实质。CT 平扫通常不能显示病变，CT 增强扫描通常呈强化较低灶，可有延迟强化（**图 3-11**）。

6. IgG4 相关性腹膜后纤维化　表现为腹膜后腹主动脉周围见团块状软组织影包绕，增强扫描呈轻中度强化，可伴有相应的腹主动脉受压变窄，相邻的输尿管亦可被包绕，可伴有同侧尿路积水（**图 3-13**）。

7. IgG4 相关的淋巴结病变　可发生在颈部、纵隔、腹腔、腹膜后等全身多个部位，表现为单个或多个淋巴结肿大，肿大的淋巴结呈轻中度强化，很少发生坏死。

8. IgG4 相关的肺内表现　主要包括五种类型（**图 3-14**），即实性结节型、圆形磨玻璃影型（GGO 型）、支气管血管型、肺泡间质型及肺泡实变型。实性结节型表现为肺内孤立性结节或肿块。圆形磨玻璃影型以肺内多发 GGO 为特征。支气管血管型以支气管血管束和小叶间隔增厚为特征。肺泡间质型以支气管扩张、蜂窝型和弥漫型 GGO 为特征。肺泡实变型以节段性或大叶性肺泡实变为特征。IgG4-RLD 缺乏特征性，极易误诊。

【鉴别诊断】

1. IgG4 相关性胰腺炎　需与胰腺癌相鉴别。胰腺癌多发生于胰头，也可见于胰腺体尾部，多呈低密度肿块，边界不清，可包绕相邻的肠系膜血管，增强扫描各期均低于周围胰腺组织。

2. IgG4 相关性胆管炎　需与胆管癌相鉴别。胆管癌可表现为肝内、肝外的结节或肿块，可伴有肿瘤标志物的升高，增强扫描多呈延迟强化，边界不清。

3. IgG4 相关性腹膜后纤维化　需与淋巴瘤相鉴别。淋巴瘤发生在腹膜后，可多个融合，血管受压推移或被包埋，而无狭窄破坏，形成"血管漂浮征"。

4. IgG4 相关性肺疾病　需要鉴别的病变很多，包括肺癌、纵隔肿瘤、间质性肺疾病等，需充分结合临床、血清学、放射学和病理等综合判断。

【重点提醒】

IgG4-RD 的诊断具有挑战性，尤其是 IgG4 相关性肺疾病，其影像学特征不明显，但以下表现有助于提示其诊断：①血清 IgG4 均升高，且血清肿瘤标志物无明显升高；②临床表现及影像学表现无特异性；③大多数患者对泼尼松联合或不联合其他免疫抑制剂反应良好。

第四节　Castleman 病

【病例】

病例一　患者，女，52 岁，发现腹膜后淋巴结肿大 3 年余，腹胀并加重 1 年余（图 3-15）。

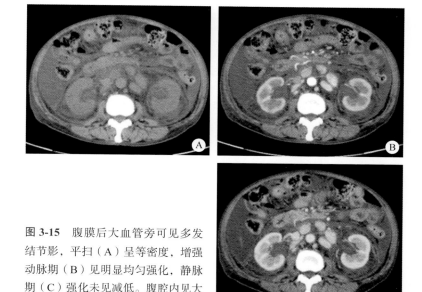

图 3-15　腹膜后大血管旁可见多发结节影，平扫（A）呈等密度，增强动脉期（B）见明显均匀强化，静脉期（C）强化未见减低。腹腔内见大量液体影

病例二　患者，女，25岁，体检发现左肾前方肿块，既往无症状（图 3-16）。

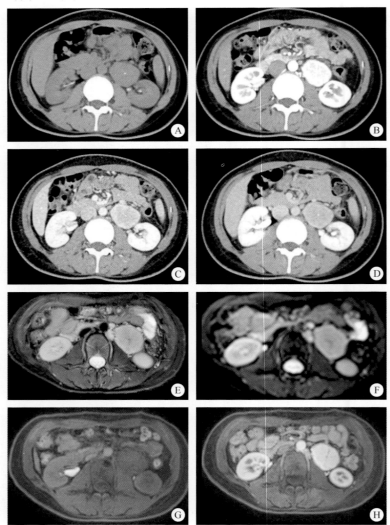

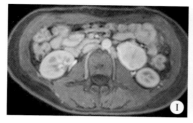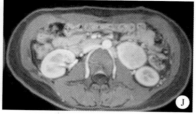

图 3-16 腹膜后大血管旁可见多发结节影，平扫（A）呈等密度，增强动脉期（B）见明显不均匀强化，静脉期（C）及延迟期（D）强化减低，内可见点状钙化灶；MRI T$_2$WI（E）呈等信号，DWI（F）未见明显受限，增强扫描（G～J）强化方式同 CT

【临床概述】

Castleman 病（Castleman's disease，CD）是一种非克隆性淋巴组织良性增生性疾病，也是一种异质性疾病，病理上可分为透明血管型、浆细胞型或混合细胞型。透明血管型淋巴滤泡生发中心多表现为萎缩或退行性改变，并可见大量透明变性的小血管，滤泡外增生的淋巴细胞呈同心圆改变，形成典型的"洋葱皮样"改变；浆细胞型中淋巴滤泡的生发中心多为增生性改变，可见大量的成熟浆细胞；混合细胞型则兼有两种病理类型的特征。临床上可有单中心型 Castleman 病（UCD）及多中心型 Castleman 病（MCD），透明血管变异见于大多数单中心型病例，浆细胞性变异见于大多数多中心型病例。CD 的发病机制与人类疱疹病毒 8 型（HHV-8）及炎性因子中白细胞介素 -6（IL-6）相关。单中心性透明血管型是最常见的一种类型，约占所有病例的 2/3；这种类型的 CD 在所有年龄段都会发生，以 30 岁青壮年最为常见。浆细胞型主要发生于 60 岁人群。在人类免疫缺陷病毒（HIV）感染者中，CD 最常见于 40 岁中年人，男性比女性更常见。

CD 的临床表现更多地与组织学类型相关：单中心性透明血管型通常表现为一个或多个增大的淋巴结，可表现为疼痛或没有明显症状，多由查体偶然发现。可出现在机体的任何部位，其中以纵隔、颈部、腹部、腹膜后及腋窝最为常见；全身症状和实验室检查异常很少见；多中心性浆细胞型全身性症状常见，且较为严重，大多数患者表现为发热、盗汗、虚弱、厌食和体重减轻等症状，增大的淋巴结处常感到疼痛；肝脾大也很常见；可有癫痫发作或其他中枢和外周神经系统症状；肺部症状可见咳嗽、呼吸困难和咯血；晚期或重症病例中可见胸腔积液、腹腔积液及周围水肿；部分患者可伴发副肿瘤性天疱疮，表现为全身黏膜广泛糜烂，皮肤出现紫红色斑丘疹及皮疹；实验室检查可见红细胞沉降率加快、C 反应蛋白升高、肝酶升高、肌酐升高、低蛋白血症和多克隆高丙种球蛋白血症，血清 IL-6 水平升高。

CD 的诊断依赖于淋巴结的切除活检，然而，由于浆细胞型 CD 的组织病理学表现是非特异性的，必须排除风湿性和病毒感染性疾病等其他情况才能做出诊断。

【影像表现】

1. UCD（图 3-15、图 3-16） 多表现为单发实性肿块，好发于颈、胸部（纵隔或肺门）、腹膜后或腹盆部区域。CT 平扫呈密度均匀、边界清晰的软组织密度肿块或肿大淋巴结，内可见裂隙状低密度灶及中央分枝状钙化，坏死、囊变及出血少见，增强扫描早期呈显著均匀强化，强化程度与大血管相仿，静脉期及延迟期持续强化，病变周围可见滋养血管影。MRI 呈长 T_1WI 长 T_2WI 信号，CT 裂隙状低密度影在 T_1WI 上为更低信号影。

2. MCD 胸部 MCD 典型表现为肺门、纵隔或腋窝弥漫性淋巴结病变，密度均匀，直径常小于 UCD，增强扫描由于血管成分较少，多呈轻中度均匀强化。累及胸膜或心包可出现胸膜增厚或肿块、胸腔积液或心包积液。当 MCD 累及肺实质时，通常表现为淋巴性间质性肺炎，边界不清的小叶中心结节，薄壁囊肿和增厚的支气管血管束及间隔，少数病例可见胸膜下结节、磨玻璃样影、空洞和支气管扩张等改变；颈部 MCD 表现为颈部多组淋巴结肿大，钙化少见，增大的淋巴结强化程度低于 UCD，可见胸腔积液、腹腔积液、肝脾大等全身症状。腹部 MCD 通常表现为腹腔或腹膜后弥漫性淋巴结病，同时也可以表现为肝脾大、腹腔积液。

【鉴别诊断】

1. 胸部 CD　需与纵隔淋巴瘤、结节病、淋巴结结核鉴别。

（1）纵隔淋巴瘤：常位于中纵隔气管旁，累及多个淋巴结，可融合成团，表现为边界清晰的软组织肿块，钙化少见，周围脂肪间隙清晰，可向纵隔两侧生长，增强扫描呈均匀轻度强化，典型表现为"血管漂浮征"，即血管穿过病灶而血管本身无明显狭窄、包绕等受侵表现。

（2）结节病：以两侧肺门对称性淋巴结肿大为典型特征。多发肿大淋巴结体积较大，密度均匀，但一般无融合，增强扫描呈持续中高度均匀强化，少见坏死，累及肺部时可见沿支气管血管束、小叶间隔、叶间裂及胸膜下分布的淋巴管周围微小结节。

（3）淋巴结结核：病灶密度多不均匀，可见钙化或干酪性坏死，增强方式以环形、分隔样强化为主，且环形内壁较光整，中央可有液化，若合并肺内结核病变，则强烈提示纵隔淋巴结结核。

2. 颈部 CD　需与颈部淋巴瘤、淋巴结反应性增生、颈部甲状腺癌的转移性淋巴结、神经鞘瘤鉴别。

（1）颈部淋巴瘤：以非霍奇金淋巴瘤多见，CT 表现为双侧、多发淋巴结肿大并相互融合，呈弥漫性生长或形成局部结节状病灶，密度均匀，MRI 呈短 T_1WI 长 T_2WI 信号，DWI 多呈高信号，增强轻度均匀强化，血管受包绕呈"漂浮征"。

（2）淋巴结反应性增生：多发边界清晰的椭圆形或肾形结节的淋巴结，大小正常或轻度增大，可能伴有扁桃体（Waldeyer 环）增大，基本不强化或轻度均匀强化，结节内线性强化模式是其特点。

（3）颈部甲状腺癌的转移性淋巴结：好发于Ⅲ区、Ⅳ区和Ⅵ区，较低密度背景下的强化壁结节改变是甲状腺乳头状癌本身及转移性淋巴结的典型征象。

（4）神经鞘瘤：好发于颈动脉间隙，为梭形软组织密度影，边界清晰，体积小者密度均匀，较大者中央常见低密度坏死、囊变；MRI呈等 T_1WI 长 T_2WI 信号，增强扫描体积较小者均匀强化，较大者常不均匀强化，肿块向前方推移颈内外动脉，颈内外动脉分叉可扩大。

3. 腹盆腔 CD　发生于腹盆腔的 CD 应与间质瘤相鉴别，发生于腹膜后的肿瘤需要与嗜铬细胞瘤、腹膜后神经鞘瘤、腹膜后淋巴瘤相鉴别。

（1）间质瘤：密度不均匀，容易出现坏死、囊变，增强后明显不均匀强化，可向邻近结构浸润。

（2）嗜铬细胞瘤：CT 平扫为等密度或低密度的肿块，MRI 平扫呈稍长 T_1WI 混杂 T_2WI 信号，肿瘤实质部分 DWI 弥散受限，边界清晰，体积较小者密度较均匀，体积较大者可呈椭圆形或分叶状，常伴有坏死及出血，有时可见出血所致的液液平面，增强扫描为明显强化的富血供肿瘤，动脉期较为明显，肿瘤实质成分内或周围通常可见供血血管。

（3）腹膜后神经鞘瘤：多为边界清晰的不均质肿块，MRI 呈长 T_1WI 长 T_2WI 信号，DWI 可见轻度弥散受限，肿瘤易发生囊变、出血及坏死，也可见钙化及透明样变性，增强扫描多呈渐进性不均匀强化。

（4）腹膜后淋巴瘤：主要表现为腹膜后淋巴结肿大，肿大的淋巴结可融合成团、推移、包绕血管，伴有周围器官及组织受压征象，可见"血管漂浮征"，MRI 呈等 T_1WI 稍长 T_2WI 信号，DWI 可见明显弥散受限，增强扫描呈轻中度均匀强化。

【重点提醒】

Castleman 病最常表现为单中心疾病，可累及多个部位，其中胸部最为常见，其次是颈部、腹盆（包括腹盆腔及腹膜后）及腋窝，以淋巴结受累为典型症状，腹盆腔及腹膜后可表现为孤立的肿块。

临床常无明显症状。影像表现具有一定特异性，包括平扫密度均匀、斑点状或分枝状钙化，增强扫描动脉期显著强化（程度相当于大血管）、静脉期及延迟期持续强化，部分病灶增强扫描见"裂隙征"。

第五节　淋巴管肌瘤病

【典型病例】

病例一　患者，女，32 岁，因发现腹部肿物及胸腔积液就诊（**图 3-17**）。

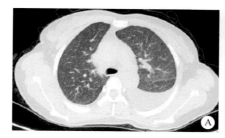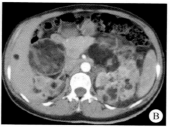

图 3-17　淋巴管肌瘤病（1）

A. 胸部高分辨率 CT（HRCT）示双肺散在数个小的囊性透亮影，左肺上叶舌段可见磨玻璃密度影，左侧胸腔少量液体密度影；B. 腹部增强 CT 示肝内脂肪密度影。双侧肾脏形态失常，可见巨大混杂密度肿块影，其内见脂肪成分和软组织成分，软组织成分明显强化

病例二　患者，女，43 岁，胸闷 5 月余，活动后加重（**图 3-18**）。

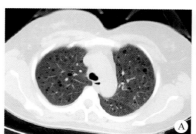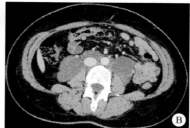

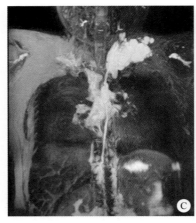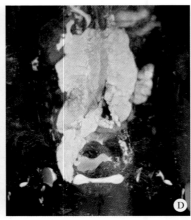

图 3-18   淋巴管肌瘤病（2）

A. 胸部 HRCT 示双肺弥漫性分布大小不等的薄壁囊性透亮影，囊壁边可见血管。B. 腹部增强 CT 示腹膜后多发囊性密度肿块影，边界不清，形态不规则，对周围血管包绕但不侵犯；增强后囊性成分未见强化，分隔、囊壁及壁结节有轻度强化。C. 磁共振胸导管成像（MRTD）示双侧髂组和腰组淋巴干呈"囊泡状"扩张畸形，与图 B 所示囊性密度病灶对应。D. MRTD 示胸导管胸段、胸导管末端及右淋巴导管呈"囊泡状"扩张畸形

　　病例三　　患者，女，24 岁，体检发现左侧胸腔积液并予以引流，胸腔积液呈乳白色（**图 3-19**）。

　　【临床概述】

　　淋巴管肌瘤病（lymphangiomyomatosis，LAM）是一种罕见的、进展缓慢的、低度恶性并具有转移性质的肿瘤性疾病，主要影响肺部组织，双肺弥漫性分布的薄壁囊肿是其特征性改变。1937 年 Vos Stossel 首次报道该病，1966 年由 Cornog 和 Enterline 正式命名。该病几乎只影响女性，多见于育龄期女性，偶尔见于男性，表明雌激素在该病的发生和发展中起着重要作用。LAM 在女性中的发病率约为1/20 万。LAM 可分为两种类型，一种为结节性硬化症相关的淋巴管

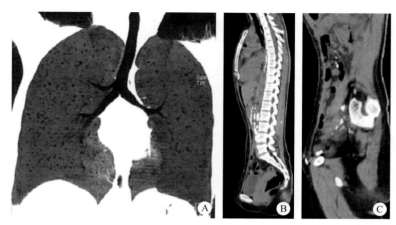

图 3-19 胸部 CT 最大密度投影（A）示双肺弥漫性分布大小不等的薄壁囊性透亮影，无明显分布优势，中央、外周、肋膈角、胸膜下呈均匀分布；CTL（B、C）示胸、腹、盆腔沿淋巴管走行区多发碘油异常沉积

肌瘤病（tuberous sclerosis complex associated LAM，TSC-LAM），另一种是散发病例，称为散发型 LAM（sporadic LAM，S-LAM），该型与遗传无关。LAM 常见的临床表现为胸闷、呼吸困难、胸痛、咳嗽、复发性气胸等。LAM 不仅影响肺部，还影响全身整个淋巴系统，从而导致乳糜并发症，包括乳糜性胸腔积液、乳糜性腹腔积液、乳糜性心包积液、乳糜痰、乳糜尿、乳糜泻。

美国胸科协会（ATS）和日本呼吸学会（JRS）对淋巴管肌瘤病的诊断标准为具有 LAM 的典型临床病史和特征性 HRCT 特征，并同时具有一个或多个以下特征：①结节性硬化症（TSC）；②肾血管平滑肌脂肪瘤；③血清血管内皮细胞生长因子 D（VEGF-D）≥ 800pg/ml；④乳糜胸或乳糜样腹腔积液；⑤淋巴管肌瘤；⑥在浆液性积液或淋巴结中发现 LAM 细胞；⑦组织病理学证实的 LAM（肺、腹膜后或盆腔肿瘤）。

激活的 mTORC1 信号通路在 LAM 发病中起核心作用，西罗莫司作为雷帕霉素蛋白激酶特异性抑制剂，不仅能够延缓疾病进展，而且能显著改善 LAM 患者的生存及预后。对于晚期患者，肺移植是唯一有效的治疗方法。

【影像表现】

1. X 线表现

（1）胸部 X 线片：疾病早期无特异性表现，晚期具有类似肺气肿的异常表现，肺野透光度增加，膈面低平，肋间隙增宽，合并胸腔积液时双侧肋膈角变钝，合并气胸时可见无肺纹理区和异常透光度增加。

（2）DLG：透视下动态显示淋巴系统引流路径情况，观察全身淋巴管、淋巴结的结构和功能，包括淋巴液反流，明确是否合并淋巴循环异常和乳糜胸、乳糜腹。

2. CT 表现

（1）CT 平扫

1）胸部：胸部高分辨率 CT（HRCT）是 LAM 最重要和最常用的检查方法，典型影像学表现为双肺弥漫性分布的薄壁囊肿，大小不一，均匀分布，胸膜下、叶间裂和肋膈角可见，一般囊壁厚度 ≤ 2mm，LAM 的血管位于囊肿的边缘。多个肺气囊可融合形成肺大疱，进而破裂发生气胸。其他常见胸部异常包括胸腔积液、磨玻璃影、肺小结节、小叶间隔增厚、叶间裂增厚、支气管血管束增粗、肺不张、纵隔淋巴结增大、纵隔脂肪密度增高。出现磨玻璃影的原因包括肺泡出血、乳糜反流、肺部感染。小叶间隔增厚和叶间裂增厚可表现为光滑状、结节状和不规则状增厚。纵隔脂肪密度增高考虑是纵隔内增生、扩张的淋巴管或淋巴管平滑肌瘤。肺小结节多与 TSC 的多灶性微小结节性肺细胞增生有关，表现为双肺多发磨玻璃密度结节影或稍低密度结节影，边界不清，以胸膜下分布为主。

2）头颅：①室管膜下巨细胞型星形细胞瘤，多见于孟氏孔附近，为菜花状或分叶状肿块，其内呈高密度或等密度，多数病例瘤内为点状钙化灶；②双侧侧脑室室管膜下见钙化结节，呈对称分布；③骨骼，骨骼病变多样，可呈硬化型、囊型、溶骨型、骨质疏松型，其中以硬化型病变最常见，表现为发生在脊柱椎体和髂骨的多个圆形、类圆形形态规则、边界清楚的致密影，表现类似骨岛。

（2）CT 淋巴管造影（CTL）：该检查方法在 LAM 的应用包括两个方面。一是根据碘油在全身的异常分布或沉积判断淋巴系统的异常范围和部位。二是可以同时发现其他腹盆腔器官异常，如肝脏血管平滑肌脂肪瘤、肾脏血管平滑肌脂肪瘤、腹膜后淋巴管平滑肌瘤、子宫平滑肌瘤、小肠壁弥漫性增厚、腹盆腔积液和骨骼病变。

3. MRI 表现

（1）腹盆腔 MRI：①腹膜后 LAM，表现为腹膜后单发或多发的囊性或囊实性肿块，肿块形态较规则，可呈椭圆形，部分可见分叶，边界清楚，沿腹膜后间隙生长，肿块壁较薄，少数为厚壁或厚薄不均。囊性成分呈长 T_1WI 长 T_2WI 信号，其内可见分隔及实性成分。增强后明显不均匀强化，中央见无强化区，延迟期明显均匀强化。肿块较大时可推移邻近的血管结构，但无明显浸润征象，肿块内可伴有出血，呈混杂信号影，多数患者同时伴有腹盆腔及腹膜后淋巴结肿大。②肝、肾血管平滑肌脂肪瘤，肝、肾单发或多发规则的、边界清楚的、大小不等的结节影，其内信号不均匀，T_1WI 脂肪呈高信号影，实性成分呈等低信号影，增强后实性成分明显强化。

（2）中枢神经系统 MRI：①室管膜下巨细胞型星形细胞瘤，好发于室间孔附近的室管膜下，尤其靠近孟氏孔。肿块呈菜花状或分叶状，肿块内部信号一般较均匀，T_1WI 呈等信号，T_2WI 多为等或稍高信号，若病变内有囊变，信号可不均匀，增强后肿块呈明显均匀或不均匀强化；②室管膜下结节常呈双侧对称分布，主要见于侧脑室前角、体部外侧壁、尾状核头部、孟氏孔后方，在 T_1WI 上常为等或稍高信号，在 T_2WI 上常为稍低或等信号，信号与钙化程度及钙盐类型有关。

（3）核素淋巴显像表现：①乳糜胸和乳糜腹，胸腔和腹盆腔不同程度放射性摄取增高；②淋巴管肌瘤，纵隔和腹盆腔、腹膜后的淋巴管肌瘤病变表现为纵隔及髂腰部的粗大团状、串状分布的放射性摄取异常增高灶，分布多沿淋巴管回流路径走行；③四肢和阴囊的淋巴水肿；④左静脉角放射性浓聚。

【鉴别诊断】

1. 小叶中央型肺气肿　多为无壁囊肿，囊肿大小多为 2～10mm，位于小叶核心周围，以双上肺分布为主，囊中央见小血管影，周围肺组织正常。肺小动脉与囊肿的位置关系可作为 LAM 与小叶中央型肺气肿的鉴别点之一，LAM 的肺小动脉位于囊肿的边缘，有薄壁；而小叶中央型肺气肿的肺小动脉位于囊肿的中心，无壁。

2. 肺朗格汉斯细胞组织细胞增生症（pulmonary Langerhans cell histiocytosis，PLCH）　好发于吸烟的年轻患者，90%～100% 的患者有吸烟史，没有性别优势。影像学特征是结节和囊性病变，早期以双肺多发结节为主，晚期以双肺多发薄壁囊肿为主。结节大小 1～10mm，也可达 15～20mm。结节和囊肿以小叶核心和支气管血管束周围分布为主，呈双侧对称分布，囊肿以中上叶分布为主，多为不规则形，肋膈角区受累少。

3. 淋巴细胞性间质性肺炎（lymphocytic interstitial pneumonia，LIP）　好发于中老年男性患者，男女比例 2∶1。多数患者有自身免疫性疾病病史。影像学特征主要是磨玻璃影、小叶中心结节、胸膜下结节、小叶间隔增厚及薄壁囊肿。囊肿呈双侧随机弥漫性分布。大小为 5～10mm，通常小于 3cm。囊肿与磨玻璃影可同时存在，互相重叠。

4. 伯特-霍格-迪贝综合征（Birt-Hogg-Dubé syndrome，BHD）是一种常染色体显性遗传病，男女均可发病。影像学特征主要是双肺多发囊肿，囊肿主要位于双下肺，以胸膜下及小叶核心为主，靠近纵隔侧，大小不一，形态规则、呈梭形，边界清楚。BHD 患者气胸发生率约为 25%，复发率 59%。

【重点提醒】

育龄期女性胸部 CT 发现双肺弥漫的薄壁囊肿，大小不一、均匀分布，应想到 LAM 的可能；肺部多囊性疾病的诊断是重点也是难点，临床影像科医师应熟练掌握；已经确诊为 LAM 的患者应归类于散发型还是合并 TSC 型；除必要的 HRCT 检查外，CTL 检查能帮助发现全身淋巴系统病变及其他脏器异常。

第六节 良性肺淋巴增生性疾病

肺淋巴增生性疾病（pulmonary lymphoproliferative disease，LPD）以淋巴样细胞浸润肺实质或局部细胞异常增殖为特征，包括局灶性或弥漫性异常，可根据细胞形态和克隆性分为反应性疾病和肿瘤性疾病。

反应性疾病主要由支气管黏膜相关淋巴组织（MALT）的抗原刺激引起，包括 3 个主要类型：滤泡性细支气管炎（FB）、淋巴细胞性间质性肺炎（LIP）和较罕见结节性淋巴样增生。

肿瘤性疾病包括原发性肿瘤和继发性肿瘤。原发性肿瘤以MALT 来源的结外边缘区淋巴瘤（MALT 淋巴瘤）最常见，其次是弥漫性大 B 细胞淋巴瘤（DLBCL）和淋巴瘤样肉芽肿病（LYG）。继发性淋巴瘤均为霍奇金淋巴瘤和非霍奇金淋巴瘤，远比原发性肿瘤常见。获得性免疫缺陷综合征相关淋巴瘤和移植后淋巴增生性疾病也可能影响肺实质。了解 LPD 的疾病谱和各种影像学表现至关重要。

本节主要介绍良性肺淋巴组织增生性疾病中的淋巴细胞性间质性肺炎和滤泡性细支气管炎。

一、淋巴细胞性间质性肺炎

【典型病例】

患者，女，67 岁，皮肤肿胀变硬 4 年余，有系统性硬化症、干燥综合征（舍格伦综合征）、自身免疫性甲状腺炎病史（图 3-20）。

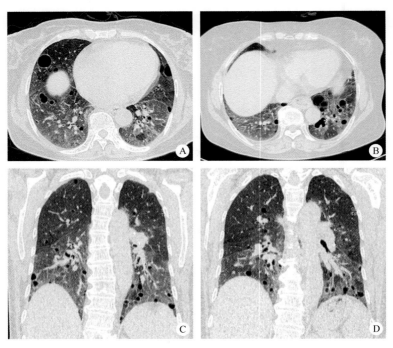

图 3-20 双肺多发大小不一的薄壁囊性病变，分布以下肺为主，部分伴有血管贴边征，双肺中下叶可见弥漫性磨玻璃影

【临床概述】

淋巴细胞性间质性肺炎属于良性肺淋巴增生性疾病。其病理特征是多克隆淋巴细胞、浆细胞，伴组织细胞弥漫性浸润间质，小叶间隔和肺泡间隔扩大和增宽。有时可见生发中心。

LIP 好发于女性，40 ～ 60 岁多见，常与自身免疫性疾病伴发，尤其是干燥综合征，其他还包括自身免疫性甲状腺病、系统性红斑狼疮、HIV 感染、EB 病毒感染等。艾滋病相关性 LIP 最常见于儿童。咳嗽和进行性呼吸困难是最常见的临床表现，其他症状还包括相关的基础疾病表现，如口干、眼干、关节病等。与其他弥漫性囊性肺疾病相比，LIP 并发自发性气胸罕见。

【影像表现】

HRCT 典型表现为双肺多发薄壁囊性病变（图 3-20）（与血管阻塞导致的缺血或淋巴组织压迫细支气管引起的止回阀机制有关），分布以下肺为主，囊肿大小不等，直径 1 ～ 30mm，多分散，部分伴有血管贴边征。常伴随边界不清的小叶中心结节和胸膜下结节；双肺弥漫性磨玻璃影，对称或不对称分布，也可以随机分布；双肺支气管血管束增粗，小叶间隔增厚。也可伴发纵隔和肺门的淋巴结病。

伴发不同基础疾病的 LIP 影像表现有所不同。

在干燥综合征中，LIP 典型表现为薄壁、圆形、数量有限的肺囊性病变。

在先天性免疫缺陷综合征中，LIP 最常表现为斑片状磨玻璃影。

在艾滋病（AIDS）中，LIP 最常表现为小叶中心性或淋巴管周围结节。

【鉴别诊断】

1. 肺朗格汉斯细胞组织细胞增生症　LIP 主要累及女性，肺内囊肿以下肺多见，部分可见血管贴边征，而肺朗格汉斯细胞组织细胞增生症常发生在吸烟的男性，囊肿以肺上叶多见，双侧肋膈角区多不受累。

2. 肺淋巴管肌瘤病　好发于育龄期女性，肺内囊为弥漫性分布，数量较多，且易发生自发性气胸，易合并乳糜性胸腔积液、腹腔积液、肾血管平滑肌脂肪瘤等。LIP 的肺内囊肿比 LAM 少，且以下肺分布为主，部分囊肿边缘可见血管围绕，自发性气胸罕见，胸腔积液少见，易合并干燥综合征。

3. BHD 综合征　好发于 30～40 岁成年人，属于常染色体显性遗传病，*FLCN* 基因突变，可表现为肺内多发、不规则、薄壁囊肿，多见于下肺内侧和胸膜下区，自发性气胸常见，且容易复发，易合并肾癌、皮肤的纤维毛囊瘤等。

【重点提醒】

LIP 好发于女性，常伴发自身免疫性疾病，典型表现为双肺多发薄壁囊性病变，囊性病变具有下肺分布优势，部分囊边缘伴有血管贴边征，提示其位于小叶核心。

二、滤泡性细支气管炎

【临床概述】

滤泡性细支气管炎（follicular bronchiolitis，FB）是一种罕见的疾病，属于良性肺淋巴组织增生性疾病，是由支气管黏膜相关抗原刺激所致的多克隆淋巴样增生，其组织学特征是细支气管周围淋巴滤泡增生，可伴有反应性生发中心。根据潜在病因可将 FB 分为原发性和继发性。原发性 FB 多发生于老年人，而继发性 FB 可发生于任何年龄，常继发于结缔组织疾病、非特异性感染、免疫缺陷（尤其是 AIDS）、过敏等。

FB 发病率低，各年龄段均可发病，成人患者多见，儿童少见，男女发病率无明显差异。其临床表现和肺功能检测均缺乏诊断特异性。进行性呼吸困难和咳嗽是 FB 的典型表现，部分患者可无症状，而是在肺部活检中意外发现。部分年轻患者有进展性倾向。

FB 确诊需要依靠肺组织病理学检查。

在 FB 中，淋巴细胞浸润也可延伸至细支气管周围间质，但肺泡间隔一般无明显浸润。

【影像表现】

双肺弥漫的多发小结节是 FB 最典型的影像学特征。双肺 CT 可见 1～3mm 结节，结节呈小叶中心分布，可伴有细支气管周围结节和树芽征；双肺磨玻璃影；支气管扩张。部分患者可有囊状影，偶有小叶间隔增厚。

【鉴别诊断】

1. 淋巴细胞性间质性肺炎（LIP）　二者的区别主要在于肺实质受损伤的模式和程度，在 FB 中，淋巴滤泡增生主要累及细支气管，较少出现小叶间隔增厚，而 LIP 小叶间隔增厚明显。

2. 弥漫性泛细支气管炎（DPB）　肺气肿伴双肺弥漫性分布的小叶中心结节，支气管管壁增厚，患者多伴有慢性鼻窦炎病史，使用大环内酯类药物治疗有效。

【重点提醒】

FB 多局限于气道，以细支气管受累为主，肺泡间隔受累少，这与 LIP 所致弥漫性间质受累不同。

第七节　癌性淋巴管炎

【典型病例】

病例一　患者，男，67 岁，声嘶 5 天（**图 3-21**）。

病例二　患者，男，61 岁，发现小细胞癌 5 个月（**图 3-22**）。

病例三　患者，男，75 岁，间断咳嗽、气短 2 月余（**图 3-23**）。

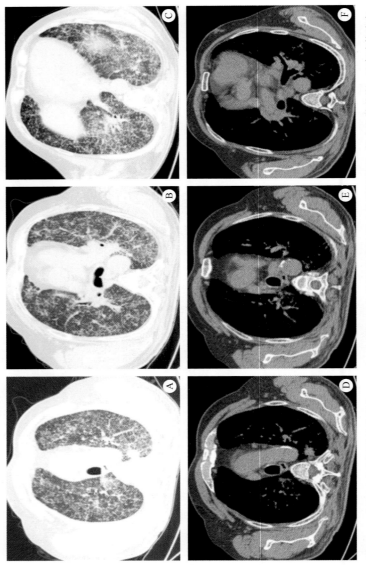

图 3-21 左肺下叶背段见见结节影（A～C），边缘见短小毛刺，双肺弥漫小叶间隔增厚，伴多发结节影，呈串珠状改变；纵隔内见多发肿大淋巴结（D～F）

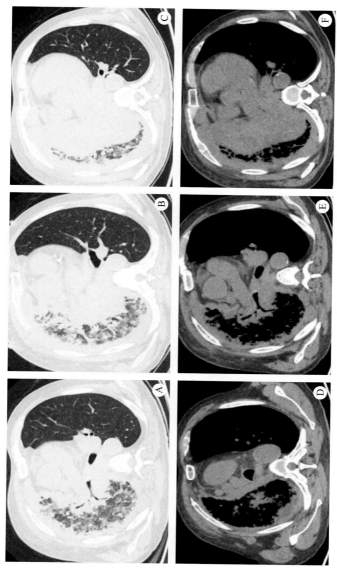

图 3-22　右肺小叶间隔广泛、不均匀结节状增厚（A～C）；纵隔内多发肿大淋巴结、右侧胸膜增厚及右侧少量胸腔积液（D～F）

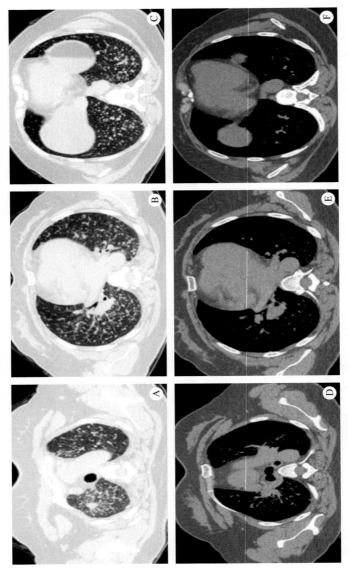

图 3-23 右上肺见不规则结节影，双肺小叶间隔结节状增厚（A～C）；右肺门示多发肿大淋巴结（D～F）

【临床概述】

肺癌性淋巴管炎（pulmonary lymphangitic carcinomatosis，PLC）是肺转移瘤的一种，恶性肿瘤自原发灶向远处转移时，产生淋巴管癌性浸润与炎症，肿瘤组织在淋巴管内弥漫性生长、蔓延。淋巴管癌性浸润几乎全部发生于肺间质淋巴管，罕见皮肤、十二指肠、肾癌性淋巴管炎报道。临床表现为呼吸困难、咳嗽、咯血。男女发病率无显著性差别。与 PLC 共存的最常见的潜在原发性肿瘤是乳腺癌（17.3%）、肺癌（10.8%）和胃癌（10.8%）。PLC 常发生于肺癌的终末期，主要给予激素和呼吸功能支持等治疗，以改善患者临床症状，而患者预后无改善。目前对该病的认识仍处于探索阶段，针对原发肿瘤的治疗仍是首选治疗方法，随着精准医学的发展，抗血管生成药物及表皮细胞生长因子受体酪氨酸激酶抑制剂（EGFR-TKI）等相关靶向药物治疗肺癌性淋巴管炎已在部分个案报道中初显成效。

【影像表现】

1. X 线表现　初期通常无明显异常（30%～50%）。随疾病进展会出现网状、结节状或网状结节状伴粗大支气管血管。病变常累及双侧，主要见于下叶。Kerley A 线和 B 线代表典型的间质性水肿。可见肺门、纵隔淋巴结肿大（常不对称）伴或不伴胸腔积液。

2. CT 表现　典型表现为网状结节影（图 3-21～图 3-23）。疾病初期，肺间质光滑，随后可发展为结节状增厚，形状不规则，表现为从肺门向肺叶的放射状、条索状不均匀阴影及小结节、胸膜结节等。间质水肿及肺实质延伸导致影像学上的磨玻璃影。CT 影像可见肺叶或肺段呈磨玻璃样改变。纵隔及肺门淋巴结转移可导致淋巴结肿大，胸膜转移可导致胸腔积液（图 3-21～图 3-23）。

【鉴别诊断】

1. 肺肿瘤栓塞　肺动脉高压和肺心病的体征和症状在肺肿瘤栓塞中更为常见。虽然两者在临床和放射学中常有重叠，但这两种情况都是终末期恶性肿瘤，评估和治疗方法相似。

2. 其他疾病　肺栓塞（血栓性 / 非血栓性）、气道阻塞性疾病、社区获得性肺炎（尤其是病毒性、非典型性、真菌性肺炎伴间质改变）、急性呼吸窘迫综合征（ARDS）等，以及间质性肺病，如急性特发性间质性肺炎、放射性肺炎等影像学表现与肺癌性淋巴管炎相似。鉴别需充分结合病史、辅助检查资料。

【重点提醒】

肺癌性淋巴管炎影像学表现主要为 HRCT 上小叶间隔结节状增厚，支气管血管束不规则增粗，可向肺门延伸，并可见肺内网状结节影。

第四章

淋巴管道与回流障碍性疾病

第一节 单纯性淋巴管瘤

单纯性淋巴管瘤（simple lymphangioma）是一种由扩张的淋巴管组成的淋巴回流障碍性疾病，最常见于颈部，好发于儿童与青少年。其病因及发病机制目前尚不清楚，临床常表现为缓慢长大、无痛性肿块，缺乏特异性的临床症状和体征。本节主要讨论囊性淋巴管瘤及血管淋巴管瘤的临床及影像表现特征。

一、囊性淋巴管瘤或畸形

【典型病例】

病例一　患者，女，25 岁，腹胀、腹部膨隆 3 月余（图 4-1、图 4-2）。

病例二　患者，男，53 岁，发现左颈部囊性肿物 2 年余（图 4-3、图 4-4）。

【临床概述】

淋巴管瘤是淋巴系统的良性畸形。病理学上，淋巴管瘤由薄壁、囊性扩张的管道组成，内衬内皮细胞，其内充满富含蛋白质的淋巴液。本病可发生于任何年龄，大多数发生在 2 岁以内，好发于颈部和腋窝区域，也可发生于肠系膜、腹膜后、腹腔脏器、肺和纵隔。临床多表现为质软无痛性肿块，部分可压缩；局部皮肤正常或呈蓝色、褐色小泡。如并发感染或出血，可迅速增大，伴有疼痛。

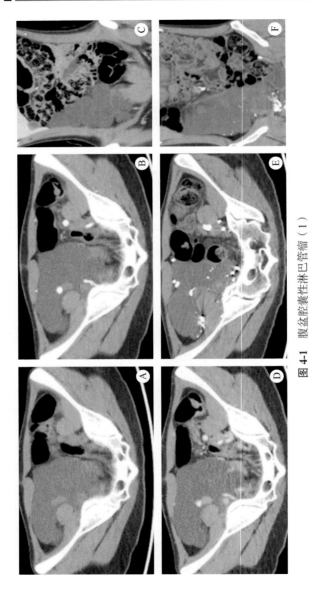

图 4-1 腹盆腔囊性淋巴管瘤（1）

CT 平扫及增强图像（A～D），右下腹及盆腔可见一巨大低密度囊性占位，呈塑形性生长，边界清晰，增强 CT 似可见分隔样强化，囊内容物未见明显强化；CTL 图像（E，F），囊内及周边可见多发碘油沉积

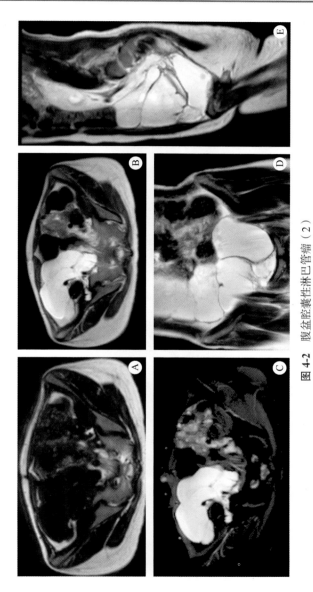

图 4-2 腹盆腔囊性淋巴管瘤（2）

腹部 MRI，右下腹及盆腔可见一巨大囊性占位，呈塑形性生长，边界清晰，T_1WI 低信号，T_2WI 高信号，内可见多发分隔，囊壁及分隔较薄

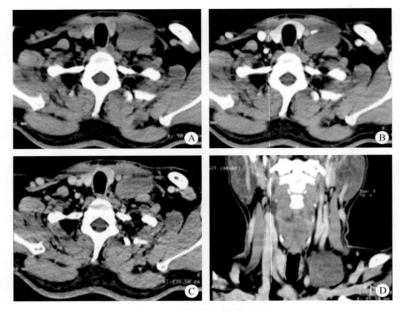

图 4-3　颈部淋巴管瘤（1）

左锁骨上窝可见一椭圆形囊性灶，边界清晰，囊壁较薄，增强扫描囊壁轻度强化，囊内容物未见明显强化

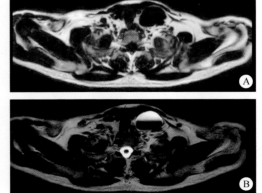

图 4-4　颈部淋巴管瘤（2）

左锁骨上窝可见一囊性椭圆形病灶，边界清晰，其内信号不均匀，病灶 T_1WI 呈低信号，T_2WI 可见液液平面

根据 2018 年国际脉管性疾病研究学会（ISSVA）分型，囊性淋巴管瘤又分为巨囊型、微囊型和混合型。囊腔＜ 2cm^3 称为微囊型，囊腔＞ 2cm^3 称为巨囊型，两者兼有称为混合型。

【影像表现】

1. 超声表现　病灶内部为无回声，囊壁多较薄，内可见分隔样回声，后方回声可见增强，边界较清楚，可见包膜，彩色多普勒可于分隔上探及点条状血流信号。当发生出血或感染时，囊内见细密光点漂浮或沉积、囊壁增厚，结合临床可有病灶短时间增大或伴有疼痛及发热病史，可提高囊性淋巴管瘤的诊断率。

2. CT 表现　表现为囊性病变，呈水样密度（图 4-1、图 4-3），病灶边界清晰，呈类圆形或不规则形，通常不受邻近器官压迫，可包绕血管、肠腔等器官生长，沿组织间隙塑形性生长（图 4-1），囊壁较薄，其内可见分隔，增强扫描囊壁及分隔呈轻度强化。当发生出血或感染时，病变增大，囊内容物密度不均匀，囊壁增厚，可见延迟强化。

3. MRI 表现　病灶 T_1WI 呈低信号，T_2WI 呈高信号，病灶壁较薄，其内可见多发条状分隔（图 4-2），边界清晰，增强扫描囊壁及分隔呈轻度强化。当发生出血或感染时，T_2WI 上表现为不均匀的信号强度，可有液液平面（图 4-4B），囊壁增厚，延迟强化。

【鉴别诊断】

1. 颈部疾病

（1）腮裂囊肿：儿童颈部淋巴管瘤需与腮裂囊肿鉴别，腮裂囊肿典型发生部位为颈动脉间隙外侧、颌下腺后方、胸锁乳突肌前缘，边界锐利、壁薄，位于颈部一侧，囊液密度接近水，可使邻近结构移位，但不侵犯周围组织，感染后囊壁可增厚。

（2）神经源性肿瘤：囊变的神经源性肿瘤仍存在部分实质成分，部分可见钙化，可向椎管内侵犯。

（3）颈部脓肿：脓肿往往表现为厚壁，增强后环形强化，伴随临床症状，而淋巴管瘤壁较薄，呈轻度强化。

2. 纵隔疾病

（1）良性囊肿：纵隔内圆形、椭圆形或三角形均匀囊性水样密度肿块，边缘光整，边界清晰，囊壁菲薄，增强扫描囊肿不强化；囊性淋巴管瘤可见分隔，囊壁及分隔轻度强化，沿组织间隙生长。

（2）囊性畸胎瘤：多位于前纵隔，CT 表现多为边缘清晰、密度不均匀囊性肿块，发现囊内含脂肪及钙化是重要征象。

3. 腹部疾病

（1）囊性畸胎瘤：以发生于腹膜后及盆腔内多见，发现囊内含脂肪及钙化是重要征象。

（2）胰腺假性囊肿与胰腺囊腺瘤：囊壁较厚或厚薄不均，可伴有囊壁钙化及胰管扩张，增强囊壁有不同程度增强改变，胰腺假性囊肿患者常有胰腺炎或胰腺手术、外伤病史。

（3）卵巢源性囊性病变的囊肿一般较小，边缘清晰，大多可自行消失；而卵巢囊性肿瘤囊壁和间隔较厚，增强实性部分和间隔强化较明显。

【重点提醒】

囊性淋巴管瘤影像表现主要为水样密度／信号，病灶边界清晰，内可见分隔，沿组织间隙爬行性生长，增强扫描囊壁及分隔呈轻度强化。当发生出血或感染时，囊内容物密度可不均匀，MRI 可出现液液平面。

二、血管淋巴管瘤

【典型病例】

病例 患者，女，25 岁，发现肝、脾多发病灶 4 月余（**图 4-5**）。

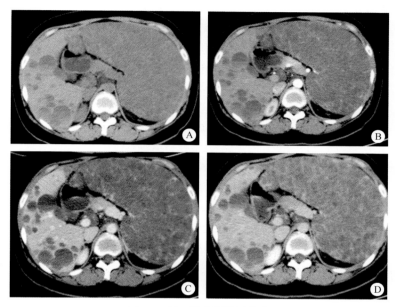

图 4-5 肝、脾血管淋巴管瘤

脾显著增大，脾实质结构消失，脾内可见广泛囊状低密度影，增强扫描其内可见分隔样强化，余囊样部分未见明显强化，肝内可见多发囊样低密度影，部分内部可见液液平面，增强扫描未见明显强化

【临床概述】

血管淋巴管瘤属于淋巴管和静脉的混合畸形，其发生机制可能与先天性血管、淋巴管发育不良，以及静脉和淋巴管系统回流受阻导致闭塞有关。病理学上由囊性扩张的淋巴管和血管组成，免疫组化 D2-40、CD31 和 CD34 常表达阳性。

本病可发生于任何年龄和部位，儿童和青少年较多见，多单发，以头颈、躯干、四肢及腋窝等组织器官间隙多发，呈浸润性生长趋势，亦可发生于肝脏、胰腺及脾等实质器官。临床上患者多无症状，病程比较长，生长比较缓慢，无周围侵犯或转移的恶性迹象，少部分患者因受累部位而出现症状，无特异性。

【影像表现】

本病影像表现与病变中淋巴管和血管构成比例相关，可分为囊性、实性、囊实性3类，CT及MRI平扫表现为囊性、实性及囊实性肿块影，沿组织间隙生长。①以囊性成分为主时，平扫一般表现为低密度，当囊内合并出血、蛋白含量增高时，密度可增高，表现为等密度或混杂密度（图4-5），增强扫描多不强化，其内血管成分可见细线样或网格样强化（图4-5B～D），也可呈延迟强化；MRI T_1WI表现为低信号，T_2WI呈高信号，当合并出血、感染，以及蛋白质含量较多时，密度和信号不均匀，部分可见钙化及脂肪成分。②以实性成分为主时，增强扫描一般呈渐进性强化方式，影像表现与海绵状血管瘤相似。③囊实性：囊实性肿块密度及信号混杂，增强实性成分可见显著强化，或呈渐进性强化，囊壁及分隔也可见强化。

【鉴别诊断】

1. 囊性畸胎瘤　年轻女性多见，囊内可见脂肪及钙化成分，最终确诊需依靠病理学检查。血管淋巴管瘤尽管是良性病变，但有向周围组织器官浸润及局部复发的倾向，治疗方法首选手术完整切除，术后密切随访。

2. 淋巴管瘤　呈囊性低密度影，可见分隔，增强扫描囊壁及分隔轻度强化。

3. 血管瘤　海绵状血管瘤多见，CT多表现为软组织密度肿块，密度可均匀或不均匀，边界清晰，可见点状静脉石，增强扫描呈渐进性强化或延迟强化是血管瘤典型的强化方式。

【重点提醒】

血管淋巴管瘤影像表现与病变中的淋巴管和血管构成比相关，影像上可表现为囊性、实性、囊实性，沿组织间隙生长，实性成分强化较明显，囊内容物不强化，囊壁及分隔可强化。

第二节 复杂性淋巴管畸形

一、泛发性淋巴管畸形

【典型病例】

病例一 患者，男，15岁，发现上肢及躯干多发淋巴管瘤7年，间断憋气4年余（图4-6）。

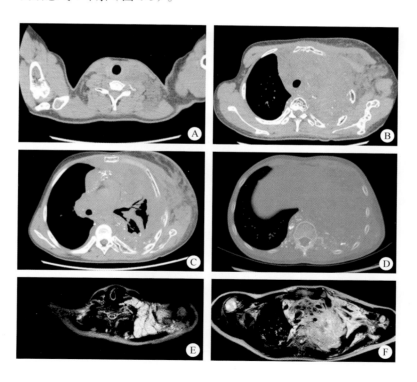

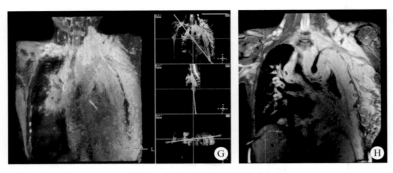

图 4-6 泛发性淋巴管畸形

CTL 图像示左颈部多发小囊状低密度影（A），纵隔、左胸腔、双肺门、脊柱旁及胸椎棘突多发对比剂沉积（B ～ D），左侧锁骨下、纵隔、左侧前后胸壁、胸椎椎体旁低密度影（B、C），左侧包裹性胸腔积液，左肺膨胀不全，左侧胸壁皮下水肿（C）；MRI 显示纵隔内、双侧肺门区左侧胸廓内、侧胸壁及相邻背部软组织间隙内、双侧锁骨区分别可见团样长 T_2 信号（E ～ H）

病例二 患者，女，43，发现盆腔占位 9 年余（图 4-7）。

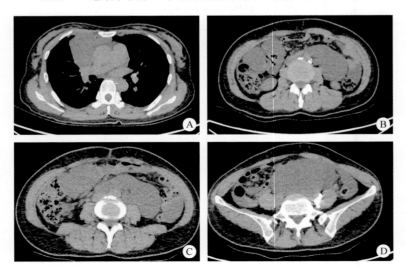

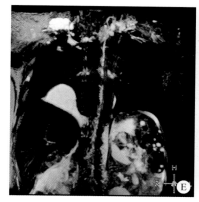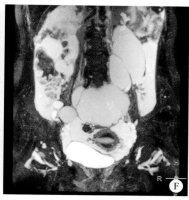

图 4-7　泛发性淋巴管畸形

CT 图像（A～D）示右前上纵隔、腹腔、腹膜后、盆腔可见多发大小不等囊状影；MRI 图像（E、F）示右侧胸廓入口处、右侧胸腔、盆腹腔内可见多发囊样长 T_2 信号，内可见分隔

【临床概述】

泛发性淋巴管畸形（generalized lymphatic anomaly，GLA）是一种多系统、多部位、全身性的淋巴管系统疾病，其病因为先天性结构和（或）功能异常引起淋巴管梗阻、扩张、囊变、增生，从而导致淋巴液流动缓慢、反流、漏出，最终导致组织或器官的淋巴水肿、乳糜漏或淋巴增生。GLA 在儿童和青少年中较为常见，无明显性别差异。GLA 可广泛累及肺、骨骼、纵隔、脾、软组织等。胸部通常最容易受累，胸部受累尤其是肺受累时患者常预后不良，轻者会导致胸闷、咳嗽、咳痰等症状，而严重者可导致呼吸衰竭和死亡。因此，本节重点讨论 GLA 累及胸部尤其是肺部的临床和影像学特征。

【影像表现】

1. 常规胸部 CT

（1）病变部位：①胸部，肺、纵隔、腋窝；②骨骼；③乳糜性胸腔积液（**图 4-6B、C**）、乳糜性心包积液。

（2）病变类型：①囊型（**图 4-7**），单发或多发的薄壁囊性病变，液性低密度，大小不等，呈圆形、类圆形或不规则形；②囊实型，单发或多发不均匀密度病灶，可见实性成分；③弥漫肿胀型，呈弥漫性斑点状或迂曲管状外观，由弥漫淋巴组织增生所致，伴或不伴占位效应；④混合型（**图 4-6**），合并 2 种及以上类型。

（3）肺内异常 CT 征象

1）GGO 及其形态：GGO 分为实质性 GGO 和间质性 GGO。其中，实质性 GGO 指经气道吸入或淋巴液灌注引起的弥漫性 GGO，可分为腺泡型 GGO（多局限在某个叶段内，弥漫多发，直径 5～10mm、边缘模糊）、中央型 GGO（形态无特征性改变，呈中央性分布）和斑片状 GGO（无特征性分布，形态呈斑片状），间质性 GGO 指肺间质淋巴回流障碍引起的肺泡壁不均匀增厚所致 GGO，多分布在肺外周。

2）外周间质改变：大网格影（次级肺小叶周围间质平滑增厚，直径 2～3cm，3～5 边形，即病理上的小叶间隔增厚）、小网格影（腺泡单元周围间质增厚，直径 5～8mm，即病理上的小叶内间质增厚）及混合性改变。

3）中轴间质改变：支气管血管束增厚（以肺门为中心的放射状或枯枝状的索条影或束带影）、小叶核增厚（位于肺中央或外周次级肺小叶核心的斑点状、树芽状或星状影增厚）及混合性改变。

4）肺实变：分为局限型（乳糜液反流入肺泡所致的斑片状、分布无明显特征的实变）、中央型（纵隔淋巴组织增生向双侧肺门方向生长、蔓延所致双肺中央分布的实变）及压迫型（胸腔积液、心包积液或纵隔淋巴管畸形压迫邻近肺组织所致的实变）。

5）肺内小结节：分为囊肿型（液性低密度、圆形或类圆形，边缘光滑，直径 5～10mm 的实性结节）、腺泡型（叶段内分布，弥漫多发，直径 5～10mm，边缘模糊）及微小树芽或结节型（以外周或斜裂旁分布为著，多发簇状微小结节，直径小于 3mm）。

6）肺内特殊征象：①"蛙卵征"，肺透光度欠佳背景下的弥漫性或散在分布的多发微小结节灶，形似孕育在胶冻样黏液中；②"铺路石征"，双肺小叶间隔和（或）小叶内间质弥漫性平滑增厚，并可见散在斑片状磨玻璃样密度影，形成类似铺路石样改变。

（4）纵隔改变：纵隔浑浊或增厚发生率几乎为 100%，主要表现为纵隔内脂肪组织区域呈现弥漫性密度增高或浑浊（**图 4-6B、C**），病变区域的边缘模糊不清，病变密度相对较低且增强 CT 无明显强化，病变与心包、胸膜及肺支气管血管束周围病变等密切相关。其重要特征之一是病变缺乏占位效应。另外，后纵隔脂肪结缔组织浑浊增厚可与壁层胸膜外、腹膜后或颈部腔隙脂肪区域相连续（**图 4-6B、C**）。部分患者伴有纵隔积气，可能来源于胸膜腔穿刺或肺间质气肿等。MRI 表现为弥漫性长 T_1WI、长 T_2WI 信号，并显示病变与肺门区域或腹膜后及颈部相连，以及扩张迂曲的集合淋巴管影（**图 4-6E、H**）。

（5）骨骼改变

1）累及部位：脊柱及肋骨、胸骨、上肢骨（锁骨、肩胛骨及肱骨）（**图 4-6D**）。

2）病变类型：①囊型，骨内单发或多发类圆形囊状低密度影，边界清楚，有或无硬化边，最大径均 < 5cm；②管型，与外界相通或不通的迂曲管状分布的低密度影，边缘清楚，上下多个层面连续，与外界相通者骨皮质不光整，呈不规则虫蚀状断裂；③骨质疏松型，骨质密度局限性或弥漫性减低，骨小梁稀疏变细；④骨质硬化型，骨皮质光滑增厚，伴或不伴髓腔内骨松质密度增高；⑤混合型，合并 2 种及以上类型。

3）合并症：软组织增生、胸廓塌陷。

2. CT 淋巴管造影（CTL）　可见多发碘化油异常沉积的部位：胸导管末端、右淋巴导管末端、支气管血管束周围、肺门、纵隔（前纵隔、中纵隔、后纵隔）、心包、胸膜、腋窝、骨等（**图 4-6A ～ D**）。

【鉴别诊断】

GLA 累及肺部，需要与肿瘤性疾病，包括癌性淋巴管炎及淋巴瘤肺浸润鉴别，还要与非肿瘤性疾病鉴别，包括非淋巴肺水肿、非特异性间质性肺炎、肺内特殊感染及气管支气管淀粉样变等。

（1）癌性淋巴管炎：患者多有肺癌、乳腺癌、胃癌、胰腺癌等的原发病史，可见小叶间隔及斜裂的结节样增厚。

（2）淋巴瘤肺浸润：表现为间质性分布的多形性病变，如肿块、肉芽肿、实变或磨玻璃影等，增强扫描可见明显均匀强化和延迟强化，病变内可有支气管充气征和 CT 血管造影征，常伴有纵隔淋巴结肿大或胸腔积液。

（3）非淋巴肺水肿：包括心源性、肾源性、中毒性、药物性等原因导致的肺水肿。

（4）非特异性间质性肺炎：常与结缔组织疾病和环境暴露有关。表现为双肺下叶、外周对称磨玻璃影、网状阴影及牵拉性支气管扩张，可见散在实变、蜂窝影。

（5）肺内特殊感染：不同的致病菌表现多样，可表现为局限性实变、结节、弥漫性间质改变等。

（6）气管支气管淀粉样变：气腔不规则狭窄，气管支气管壁增厚伴钙化。纵隔及肺门淋巴结增大并钙化；少数表现为单发突向管腔孤立结节或肿块。

【重点提醒】

GLA 的诊断尚缺乏明确的病理性指标，需要结合临床症状、影像学表现及组织病理学等综合诊断。除必要的 HRCT 检查外，CTL 检查能帮助发现全身淋巴系统病变及其他器官异常，有助于病变的鉴别。

二、卡波西样淋巴管畸形

【临床概述】

卡波西样淋巴管畸形（Kaposiform lymphatic anomaly，KLA）是泛发性淋巴管畸形的一种预后不良的新亚型，主要特点是在不规则和扩张淋巴管腔背景中有局灶性"卡波西样"或"木棉花样"梭形淋巴内皮细胞团簇。KLA 好发于儿童或青少年，无性别差异。KLA 的病因和发病机制尚不清楚，它是一种罕见复杂的、侵袭性、弥漫性或多灶性的先天性淋巴管系统疾病，同时具有畸形与肿瘤的生物学特征。KLA 的组织病理学特征非常独特，镜下可见簇状或片状的纺锤状淋巴管内皮细胞以异常扩张增殖的形式排列，并伴有散在的红细胞，内可见含铁血黄素沉积，常广泛累及呼吸系统、骨骼系统和腹盆腔器官。免疫反应标志物 CD31、CD34、D2-40、LYVE-1、Prox-1 阳性，判定其为淋巴来源。KLA 临床表现较重，呈侵袭性、弥漫性、多灶性、出血性和预后不良等特点，主要包括呼吸困难（75%）、气短或呼吸窘迫、咳嗽或咯血或乳糜样痰（50%）、偶有发热等，常伴有血性胸腔积液或乳糜胸（80%～100%）、心包积液（50%）、纵隔受累（80%～100%）、弥散性血管内凝血功能异常（50%～100%）、血小板中等程度减少（$50\times10^9/L$～$100\times10^9/L$，约占 50%）等，少数患者因骨质破坏引起慢性疼痛（瘤体部位持续 1 个月以上）、腹胀呕吐、体表皮肤瘀斑等。KLA 的 5 年生存率为 51%，总体生存率仅 34%，确诊后平均存活时间仅 2.75 年，死亡率高，预后较差。

【影像概述】

KLA 的影像学表现与病变累及部位和相关病理学改变特征等密切相关。常见受累部位包括胸部、骨骼、腹盆部器官等，其中胸部病变与泛发性淋巴管畸形累及胸部时表现类似。KLA 累及骨骼时，好发于椎体、骨盆骨、股骨或肋骨，呈中央性分布，通常累及多个不连续的骨骼，主要表现为不同类型的溶骨性破坏，如囊性伴或不伴硬化缘、虫蚀状、丝瓜瓤样或骨质疏松样、大块溶解性和硬化成骨性或混合性病变等，骨皮质一般比较完整，骨膜反应较轻或无，周围软组织肿胀或可见扩张的淋巴管道等。直接淋巴管造影、CTL 和核素淋巴显像等可见骨骼病变周围的淋巴反流和淋巴管扩张，部分骨内病变内可见对比剂进入征象；MRI 和 MRL 显示骨内病变呈长 T_1WI、长 T_2WI 信号，并可见多发扩张迂曲的淋巴管影。累及腹盆部组织或器官时，可见脾增大或脾内可见多灶性囊性或囊实性病变、腹膜后可见扩张的淋巴管或囊性淋巴管瘤、乳糜性腹腔积液等。超声检查病变多呈不均匀低回声表现；直接淋巴管造影、CTL 和核素淋巴显像等可见腹膜后或腹腔病变区域周围的淋巴反流和淋巴管扩张。

【鉴别诊断】

KLA 主要与卡波西样血管内皮瘤（Kaposiform hemangioendothelioma，KHE）鉴别，二者均为内皮细胞异常增殖性良性病变，组织学上也呈现局灶性的"卡波西样"内皮细胞簇，常伴有凝血功能障碍和血小板减少，但二者在临床和影像学特征方面有所不同。KHE 主要发病于新生儿期和儿童早期，多为单发且逐渐增大的脉管性肿瘤，范围相对局限，好发于躯干和头面部软组织；早期病变皮肤具有特征性紫癜，局部皮肤为暗红色且皮温高，常伴严重的血小板减少（$< 50 \times 10^9/L$）和凝血功能障碍，即卡-梅现象（Kasabach-Merritt phenomenon，KMP），其多见于婴幼儿，是以巨大血管肿瘤伴发血小板显著减少、微血管溶血性贫血及消耗性凝血障碍为特征的综合征。而 KLA 是多灶性、弥漫性脉管肿瘤，大多表现为呼吸道症状和凝血功能障碍，KLA 中血小板计数降低、纤维蛋白原降低、活化部分凝血活酶时间和凝血酶原时间延长类似于 KHE 中所表现的 KMP，然而 KLA 中血小板降低程度通常没有 KHE 明显。KHE 镜下多表现为特征性的肾小球样结构，为由圆形、上皮样或梭形内皮细胞组成的巢状结构，其一侧为裂隙状或新月形血管腔形成的鲍

曼囊状结构，内可见含铁血黄素沉积；而 KLA 镜下多表现为纺锤状淋巴管内皮细胞通常以平行的方式排列，分散呈片状或簇状。因为目前 KHE 和 KLA 缺乏诊断标准，所以临床中两者仍难以明确和鉴别。

【重点提醒】

KLA 是 GLA 中最复杂的类型之一，目前缺乏已达成共识的诊断标准，其诊断需在明确 GLA 的基础上，结合临床症状、实验室检查、影像学特征和组织病理学等综合判断。

三、Gorham-Stout 病

【典型病例】

病例一　患者，女，16 岁，摔伤后胸闷气短 2 月余（**图 4-8**）。

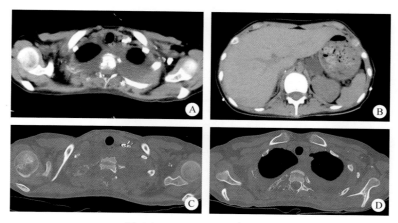

图 4-8　Gorham-Stout 病（1）

双侧胸腔积液、左侧锁骨下及左侧腋下淋巴管瘤伴对比剂异常沉积（A）、腹膜后淋巴管瘤（B）。颈椎附件及右侧肋骨骨质破坏累及骨皮质及髓质（C、D）

病例二　患者，女，23 岁，右下肢会阴肿胀 18 年，发现白色尿液 5 年余（**图 4-9**）。

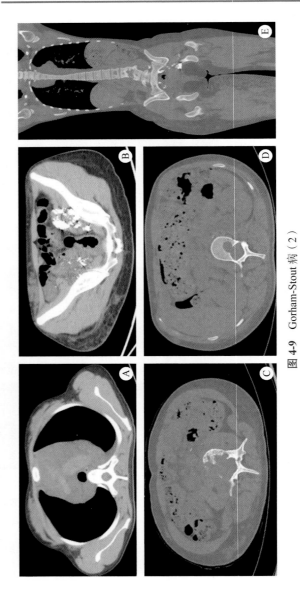

图 4-9 Gorham-Stout 病（2）

纵隔、双侧髂窝多发淋巴管瘤（A、B）。腰椎多发骨质破坏累及骨髓质、骨皮质（C～E）

【临床概述】

Gorham-Stout 病（Gorham-Stout disease，GSD）是一种罕见的淋巴系统疾病，可累及全身所有骨骼，以淋巴管在骨内增生扩张并引起骨组织吸收溶解为特征性表现。该病于 1838 年由 Jackson 首先报道，1955 年由 Gorham 和 Stout 进行了深入研究而被命名为 Gorham-Stout 病。正常的骨骼中没有淋巴管，淋巴管内皮细胞侵入骨的机制和触发因素尚不清楚。据文献报道，骨膜外、骨外结缔组织、关节囊和滑膜等骨外的淋巴管上皮细胞增生，逐步突破骨膜后侵入骨组织，淋巴管上皮细胞分泌巨噬细胞集落刺激因子和血管内皮生长因子 C，使得骨内破骨细胞数量增多，从而导致骨质溶解吸收。

GSD 可发生于任何年龄，好发于 5 ~ 25 岁，无种族和性别差异。病变常多发，可累及全身所有骨骼，以胸部诸骨、脊柱、骨盆及四肢长骨多见，其次为颅面骨、手足骨和扁骨等，病变可累及单一骨骼，也可跨过关节，散在性或跳跃性侵犯多个骨骼，且骨质破坏区域的骨膜和周围软组织中多伴有淋巴管异常扩张或增生或瘤病样改变，临床症状多比较轻微，与体征和骨破坏程度常不相符，多为无痛性渐进性发展，合并病理性骨折后才出现症状。本病可发生于任何年龄段，多发于青少年，无性别差异。GSD 的主要临床症状包括骨痛、活动受限、骨骼畸形等，此病的死亡率约为 13.3%，当累及脊柱或伴发乳糜性胸腔积液时预后较差。

虽然病理是诊断 GSD 的金标准，但病理诊断往往需要大块骨骼标本，受取材方法、部位和组织量等因素的影响，临床常难以获得满意的病理结果。GSD 的诊断通常需综合考量临床症状、影像表现和病理核查结果，其中以临床症状和影像表现更为重要。

【影像表现】

GSD 是以骨组织溶解破坏为主要病变的一组症候群，影像学类型与其病程进展、累及部位和骨质病理改变等密切相关。早期的骨质溶解吸收首先发生于骨皮质及邻近髓腔，随着骨小梁的吸收区逐渐扩大、融合，骨皮质向髓腔内塌陷，骨内病变逐渐扩大，邻近肌肉广泛萎缩。晚期骨骼可全部溶解吸收并发生病理性骨折，病变蔓延可跨越关节侵犯相邻骨质，其骨破坏的程度通常在几年内迅速发展，最终可自行趋于稳定。

GSD 骨质破坏的范围与淋巴循环异常部位有关，累及部位包括脊柱及肋骨、胸骨、上肢骨（锁骨、肩胛骨及肱骨）、骨盆骨（髂骨、坐骨及耻骨）、下肢骨（股骨、胫骨及腓骨）等。GSD 共性的影像学表现为骨松质和骨髓腔呈多囊状骨破坏并含有较多类似网状的骨性间隔，低密度病变周围可有不完整的细带状硬化缘或无硬化边，病变边缘多呈不规则或肥皂泡样轮廓；骨皮质可菲薄膨出或不规则或仅有疏松样残留或呈虫蚀状断裂或完全消失缺如（**图 4-8C、D，图 4-9C、E**）；患骨无再生骨能力而呈进行性骨溶解吸收（**图 4-8C、D，图 4-9C、E**），病变区无骨质增生、新生骨、骨膜反应和无软组织肿块等特征。因此，可将其影像表现分为如下几种类型。①囊型（**图 4-9C、E**）：骨内单发或多发类圆形囊状低密度影，边界清楚，有或无硬化边，最大径均 < 5cm；②管型：与外界相通或不通的迂曲管状分布的低密度影，边缘清楚，上下多个层面连续，与外界相通者骨皮质不光整，呈不规则虫蚀状断裂；③骨质疏松型：骨质密度局限性或弥漫性减低，骨小梁稀疏变细；④骨质硬化型：骨皮质光滑增厚，伴或不伴髓腔内骨松质密度增高；⑤混合型（**图 4-8C、D**）：合并 2 种及以上类型。

影像学检查是发现和诊断 GSD 的重要方法，包括常规 X 线片、直接淋巴管造影、CT、MRI、超声和放射性核素骨扫描等。其中，①常规 X 线片是检测骨骼有无异常及其类型的常规方法，但 GSD 的多种类型在 X 线片上很难精准诊断，主要表现为低密度的溶骨性病变、高密度的成骨性病变、高低不均的混杂性病变、骨骼变形萎缩等类型。淋巴管造影显示淋巴液回流时间延长、不同程度淋巴管阻塞和侧支循环形成，造影 24 ～ 48h 可见骨内囊状腔隙中有对比剂进入充盈并显示异常扩大的淋巴管，这是骨内淋巴管瘤或淋巴管扩张的直接征象。② CT

成像可清晰显示骨骼病变的位置、数量、大小、范围、病变类型（成骨性、溶骨性或混合性）及周围软组织改变；而 CT 淋巴管造影成像不仅可以清晰显示对比剂在骨内及其他组织器官的分布、范围，还能发现其他部位或器官的异常，如胸、腹、盆腔实质器官情况，以及有无胸腔积液、腹腔积液、盆腔积液、心包积液等淋巴回流障碍。③ MRI 对于富含游离水的病变具有高灵敏度并可清晰显示淋巴管扩张及淋巴水肿的程度和范围，但对于显示成骨性改变存在劣势；病灶内信号的高低取决于其内容物的蛋白含量、有无出血等。MRI 抑脂 T_2WI 示病变多表现为边界清楚的囊状长 T_2WI 信号；MRI 还可以确定 GSD 内血管形成的程度及邻近软组织受累的情况；MRI 血管造影中，注射钆对比剂后通常可见损害部位的增强影像。④超声检查常用于判断病变周围的软组织有无淋巴管扩张和淋巴水肿，对于评判骨内病变，不如 CT 和 MRI。放射性核素骨扫描对显示代谢旺盛的病变比较敏感，可在早期图像上显示增多的脉管及随后出现一定范围的骨组织减少和缺失，但 GSD 多属于极为缓慢的病变或静止性病变，所以阳性率较低。

【鉴别诊断】

1. 原发性或继发性良性骨肿瘤　这类疾病多呈散在多灶性、直径 10～30mm 大小不等的、边缘不规整或硬化的骨内低密度囊性病变等，如骨血管瘤、原发性肢端骨质溶解症、单纯性骨囊肿、棕色瘤、骨巨细胞瘤、多囊状纤维结构不良、动脉瘤样骨囊肿、骨化性纤维瘤、局限性骨质疏松、骨骼脂肪瘤等。其中，骨血管瘤为局限性膨胀性病变，无进行性溶骨的表现；原发性肢端骨质溶解症的发病年龄小，最常表现为末节指（趾）骨呈节段状或带状骨质溶解，与本病的残端变尖细不同；单纯性骨囊肿、棕色瘤、骨巨细胞瘤和动脉瘤样骨囊肿均为膨胀性伴硬化缘或内有分隔的非进行性溶骨性囊性病变；骨骼脂肪瘤多无硬化源，但其内部充盈物是非液体成分的异常增生的脂肪组织，CT 和 MRI 可以明确诊断；多囊状纤维结构不良、骨化性纤维瘤和局限性骨质疏松均为非进行性溶骨性病变，临床上多不伴有淋巴水肿和淋巴管瘤等。

2. 原发性和继发性恶性骨肿瘤　可表现为单发或多发的局限性或弥漫性溶骨性或混杂密度的骨质破坏，可伴有皮质破坏、骨膜反应及软组织肿物等，如骨髓瘤、骨转移瘤、溶骨型或混合型骨肉瘤或骨软骨肉瘤、儿童朗格汉斯细胞组织细胞增生症（LCH）。GSD有其特定的发病年龄倾向，常累及特定部位，并在影像学上展现出多形性的骨溶解性吸收特征，该病常伴有软组织或肌肉组织广泛萎缩和骨骼弯曲畸形，无骨质增生、骨膜反应和软组织肿物，且临床症状明显轻于骨吸收范围及程度，二者不成比例是其特征之一。再结合病史、临床症状、实验室检查、病理及影像学等综合分析，本病比较容易与其他类型的骨质异常鉴别。

【重点提醒】

GSD以淋巴管在骨内增生扩张并引起骨组织吸收溶解为特征性表现，除必要的HRCT检查外，CTL检查能帮助发现全身淋巴系统病变及其他脏器异常。

四、中央管道型淋巴管畸形

【典型病例】

病例一　患者，女，34岁，间断腹泻3年，加重半年，肠镜检查示小肠淋巴管扩张（**图4-10**）。

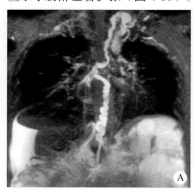
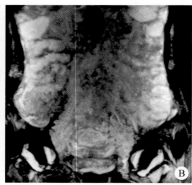

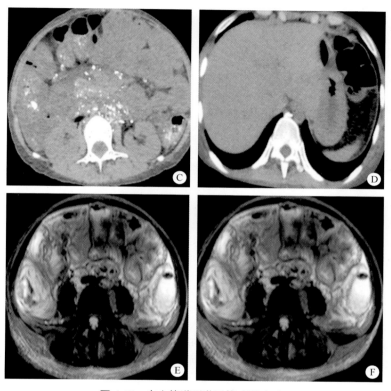

图 4-10　中央管道型淋巴管畸形（1）

A、B. 非增强 MRL 示胸导管主干及末端迂曲、扩张，双侧支气管纵隔干扩张，双侧腰干、髂淋巴管显示不清；C. CTL 示腹膜后、小肠壁多发碘对比剂沉积，D. CTL 示胸导管扩张，E、F. MRI 示小肠壁、腹腔多发积液

　　病例二　患者，男，24 岁，左下肢肿胀伴左大腿破溃渗液 5 年（**图 4-11**）。

　　病例三　患者，女，5 岁，发现心包积液 1 月余（**图 4-12**）。

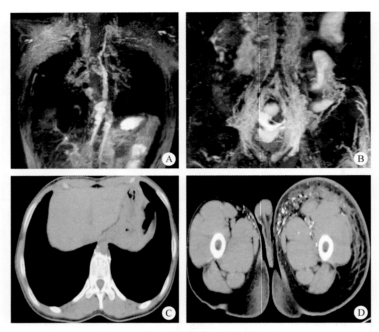

图 4-11　中央管道型淋巴管畸形（2）

A、B. 非增强 MRL 示胸导管主干迂曲、扩张，胸导管末端多支，双侧腰干及髂淋巴管分支增多、呈"蔓状"分布；C. CTL 示胸导管主干扩张；D. CTL 示左下肢肿胀，浅、深淋巴管扩张并见对比剂沉积

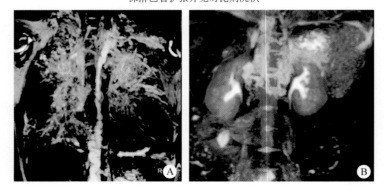

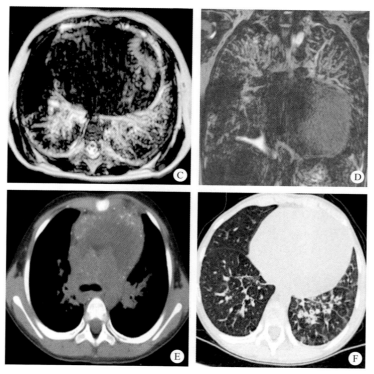

图 4-12 中央管道型淋巴管畸形（3）

A、B. 非增强 MRL 示中央淋巴管迂曲、扩张；A、C、D. 非增强 MRL 示双侧支气管纵隔干扩张，双侧腰干、髂淋巴管扩张、分支增多；E.CTL 示双侧支气管纵隔干扩张；F. 胸部 CT 示双肺小叶间隔增厚

【临床概述】

2018 年，ISSVA 分类将淋巴管畸形分为普通（囊性）淋巴管畸形、泛发性淋巴管畸形（GLA）、卡波西样淋巴管畸形（KLA）、Gorham-Stout 病（GSD）相关的淋巴管畸形、中央管道型淋巴管畸形（CCLA）、获得性进行性淋巴管病变、原发性淋巴水肿及其他

8 种类型。其中，CCLA、GLA、KLA、GSD 病变累及范围广、病变类型复杂多样，称为复杂淋巴管畸形（CLA）。CCLA 是一种异质性疾病，属于复杂淋巴管畸形中的一种，为由胸导管和（或）乳糜池及其属支结构、功能障碍引起的疾病，随后出现淋巴反流和淋巴液渗漏，最常见的是反流淋巴液进入肺部和（或）腹部，可致胸腔积液、心包积液、腹腔积液和全身性水肿，最终出现器官功能障碍、蛋白质丢失和感染等临床表现。其与 RASopathies、唐氏综合征（21- 三体综合征）、$PIEZO1$ 基因异常等及全身性淋巴发育不良有关，CCLA 可有骨质病变，与 GLA 相似，其为髓内溶骨性病变，不累及骨皮质。GSD 为同时累及骨皮质及骨松质的连续性骨病变。

【影像表现】

非增强 MRL 显示胸导管主干迂曲、扩张（图 4-10 ～图 4-12A、B），胸导管回流受阻、淋巴液反流、渗漏至不同部位，浆膜腔内 T_2WI-MRI 显示液性高信号等。动态增强 MRL 检查显示淋巴液沿中央淋巴系统回流存在障碍，反流至双肺间质、腹膜后、肠系膜及下肢等，乳糜性胸腔积液、蛋白丢失性肠病、乳糜性腹腔积液、淋巴水肿或阴囊、阴道乳糜漏。DLG 检查显示胸导管末端回流受阻，沿中央淋巴回流结构的阻塞可导致反流和淋巴漏。CTL 显示碘对比剂反流至腹腔、腹膜后、双侧支气管纵隔干及双大腿（**图 4-10C，图 4-11C、D，图 4-12E**）。

影像学检查是本病主要诊断依据，临床表现及实验室检查是其次要诊断依据。

【鉴别诊断】

1. 泛发性淋巴管畸形（GLA） CCLA 需与复杂淋巴管畸形中的 GLA 相鉴别，GLA 是一种罕见的多器官受累疾病，可累及肺、纵隔、脾和增生性淋巴管等器官。其骨病变和实质器官的受累部位及数量较多，同时骨病变为髓内溶骨性病变，不累及骨皮质，这也有助于 GLA 与 GSD、CCLA 相鉴别。

2. Gorham-Stout 病（GSD）　　CCLA 需与复杂淋巴管畸形中的 GSD 相鉴别，GSD 是一种罕见疾病，其特征是存在骨内淋巴管畸形（LM）。临床表现上以骨质破坏为主，其特征表现为进行性骨质溶解伴骨皮质破坏，因此也被称为大块骨溶解病。该病最常受累部位为肋骨，其次为颅骨、锁骨、椎体等，其骨质溶解表现常为局灶性，累及骨皮质，当累及周围软组织时可出现肿胀、疼痛表现。邻近胸膜、腹膜部位的受累可导致乳糜性胸腔积液、腹腔积液。对于累及周围软组织的 GSD 病例，常可见到异常淋巴管呈交通吻合样增生。

【重点提醒】

CCLA 影像表现主要为非增强 MRL 和动态增强 MRL 检查显示胸导管主干迂曲、扩张，伴有乳糜性胸腔积液、乳糜性腹腔积液、蛋白丢失性肠病、淋巴水肿，或阴囊、阴道乳糜漏。

五、伴淋巴管异常的复合性疾病

【临床概述】

CLOVES 综合征是一种罕见的过度生长综合征（图 4-13），"CLOVES" 一词取自该病临床表现的英文首字母缩写组合：先天性脂肪瘤过度生长（CLO）、脉管畸形（毛细血管、静脉、淋巴管）（V）、表皮痣（E）、脊柱侧弯 / 骨骼畸形或脊髓异常（S）。该病临床表现呈异质性，通常影响多个器官和组织，但以组织过度生长和血管异常为特征。这些畸形通常出生时就存在，并且很容易识别。脂肪瘤肿块通常伴有躯干部位的毛细血管畸形，也可出现在四肢，有或没有骨骼过度生长。随着生长发育，大多数肢体骨骼畸形会逐渐加重，且这种加重通常是对称性的。患者通常不伴有心血管、胃肠道或造血功能异常。有一半的患者有一定程度的神经功能障碍。

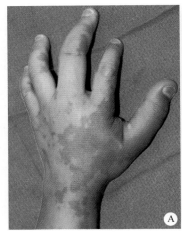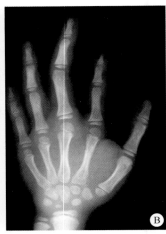

图 4-13 CLOVES 综合征

A. 患者右手皮肤见不规则葡萄酒样红斑（毛细血管畸形），拇指和中指以中线为基准对称性增大，伴有脂肪肥大；B. 右手 X 线片示体格检查未见的其他正常骨骼部分也呈过度生长，以中指和拇指为著［引自 Bloom J，Upton J，2013. CLOVES syndrome. J Hand Surg Am，38（12）：2508-2512.］

　　该病是一种由 *PIK3CA* 基因突变引起的遗传性疾病，属于 *PIK3CA* 相关过度生长综合征谱。CLOVES 综合征于 2009 年由 Ahmad I Alomari 首次报道，是一种罕见的疾病，全球报告病例 130～200 例。该病发病机制目前尚不清楚。1987 年，Happle 提出了一个常染色体致死基因的新概念，指出这种基因仅在镶嵌现象中能够存活，从而解释了几种罕见综合征的起源。这种遗传机制可能解释了包括 CLOVES 综合征的一些过度生长综合征中出现的散发性、可变性和不对称表型。也有学者发现该病发病机制与 PI3K-AKT-mTOR 信号通路有关。

　　诊断标准：临床表现为典型五联征。①先天性脂肪瘤过度生长；②脉管畸形（毛细血管、静脉、淋巴管）；③表皮痣；④脊柱侧弯；

⑤骨骼畸形或脊髓异常。诊断是基于临床症状，而不是组织病理学分析。

治疗：目前尚无针对该病患者的治疗指南，非手术治疗包括西罗莫司药物治疗、脉管畸形的硬化剂栓塞治疗、心理治疗和营养支持治疗。手术主要采用病变切除术和截肢手术。有研究者通过小鼠和临床试验证明 PIK3CA 抑制剂（BYL719）在预防和改善 CLOVES 综合征患者的器官功能障碍方面是有效的。

【影像表现】

1. **先天性脂肪瘤过度生长**　体表脂肪瘤易发现，深层组织脂肪瘤可通过多种影像学辅助诊断，CT 表现为病变区域异常脂肪密度肿块影，MRI 表现为短 T_1、长 T_2 异常信号影。

2. **脉管畸形（毛细血管、静脉、淋巴管）**　可通过超声、X 线血管造影、CT 血管造影、MRI 脂肪抑制序列、MR 血管造影等检查诊断，如血管造影可显示动静脉畸形合并多发动静脉瘘。淋巴管瘤或淋巴管扩张在 T_2 脂肪抑制序列上呈现为异常囊状、管状高信号影。此外，该序列还能显示静脉引流发育不良情况，如肠系膜下静脉缺失，以及肠管周围和肠壁内静脉异常显影。

3. **脊柱侧弯/骨骼畸形或脊髓异常**　肢体或骨骼畸形可通过 X 线片来评估，显示为患肢肢体呈过度生长的肥大畸形。

4. **神经系统发育不良**　颅脑 MRI 显示脑室扩大，颞叶、顶叶和枕叶广泛皮质发育不良。

5. **肺异常表现**　胸部 CT 扫描及重建示声门下气管狭窄，气管和（或）主支气管塌陷。

6. **腹部异常表现**　患者腹部超声、CT 或 MRI 检查可发现肾母细胞瘤，淋巴管扩张/淋巴管畸形。

【鉴别诊断】

1. **Proteus 综合征（Proteus syndrome，PS）**　是一种罕见的先天疾病，由 Cohen 和 Hayden 首先报道，1983 年被定为此名称。PS 发病率 < 1/100 万，PS 的主要临床表现是组织的多灶性过度生长，

最常累及骨骼、皮肤、脂肪和结缔组织,还会累及中枢神经系统、脾、胸腺和结肠。PS 在患儿出生时表现不明显甚至无表现,从幼儿时期开始迅速发展,在儿童时期持续发展,出现严重的过度生长和畸形。

2. Klippel-Trenaunay 综合征(Klippel-Trenaunay syndrome,KTS)是一种先天性、散发性、罕见的低流速混合脉管畸形综合征。KTS以皮肤毛细血管畸形、静脉/淋巴管畸形和软组织及骨肥大三联征为主要临床表现,好发于下肢。国外研究报道其发病率为(2 ~ 5)/10 万,没有明显的种族和性别倾向。该病的发病机制和病因与 *PIK3CA* 基因的体细胞突变关系密切。

【重点提醒】

典型 CLOVES 综合征的诊断并不难,影像学能帮助临床医师确诊患者。需要注意的是:①患者临床表现不典型,需要影像学检查进一步发现其他器官病变;②患者是否有凝血功能异常、神经系统功能障碍;③是否合并恶性肿瘤;④改善患者体态和心理治疗更为重要。

第三节 淋巴管异常相关病症

一、乳糜症(乳糜心、胸、痰、腹、尿、白带等)

【典型病例】

病例一 患者,女,9 岁,原发性乳糜胸患者(**图 4-14A ~ F**)。

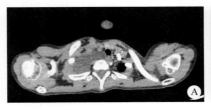
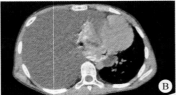

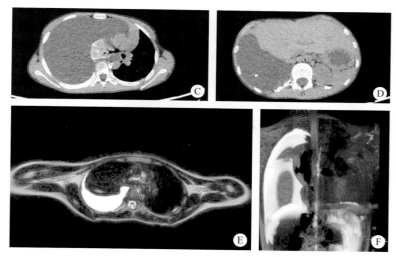

图 4-14　乳糜性胸腔积液 CTL 和 MRL 表现

CTL 示胸导管末端可见多发斑点状异常碘油沉积（A）；CT 及 CTL 示右侧胸腔大量胸腔积液，右肺压迫性肺不张，右肺及右侧胸腔斑点状及条状碘化油异常沉积（B～D）。

MRI 示右侧胸腔长 T_2WI 液性信号（E）。MRL 示胸导管迂曲扩张（F）

病例二　患者，女，55 岁，原发性乳糜尿患者（**图 4-15**）。

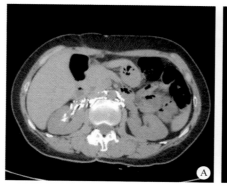

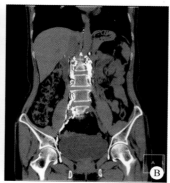

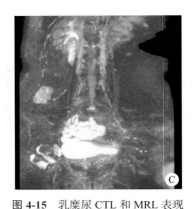

图 4-15 乳糜尿 CTL 和 MRL 表现

CTL 示双侧腰干、右肾区、右侧髂窝异常碘油沉积（A、B）。MRL 示腹膜后、双侧
腰干淋巴管呈迂曲蔓状，向肾区延伸，右侧为著（C）

病例三 患者，女，37 岁，乳糜白带患者（图 4-16）。

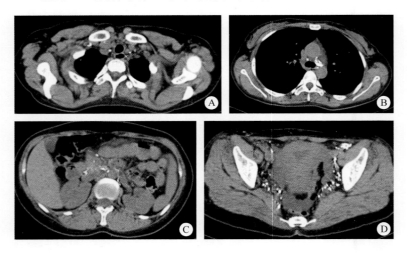

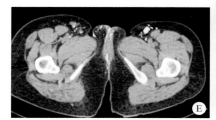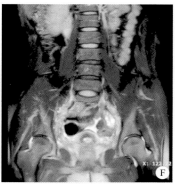

图 4-16 乳糜白带 CTL 和 MRL 表现

CTL 示胸导管末端及右侧淋巴导管可见异常碘油异常（A）；纵隔斑点状及条状异常碘油沉积（B）；腹膜后多发斑点状异常碘油沉积（C）；双侧髂血管走行区多发斑点状碘油异常沉积（D）；双侧腹股沟、会阴多发异常碘油沉积（E）；MRL 示双侧髂淋巴管扩张（F）

【临床概述】

乳糜症（chylous disorder）是指由各种原因所致的乳糜液从淋巴管漏出，并异常聚集于体腔，使得体腔内液体呈现牛奶状或乳白色，是一种罕见的临床症状，通常发生于胸腔、腹盆腔，也可发生于心包、支气管、泌尿集合系统或阴道等。根据漏出的部位不同，可表现为不同的症状，包括乳糜胸、乳糜腹、乳糜心包、乳糜痰、乳糜尿、乳糜白带等，长期或反复发作会导致低蛋白血症、营养不良或免疫抑制，严重影响患者健康和生活质量，甚至危及生命。根据不同的病因分为原发性乳糜症和继发性乳糜症，原发性乳糜症主要见于青壮年，多由先天性淋巴管发育异常引起，可能是由胸导管回流不畅、淋巴管压力增高而破裂所致；继发性乳糜症可见于任何年龄，可继发于丝虫病、结核、感染、恶性肿瘤、创伤、手术等，由于机械、炎性损伤或肿瘤侵犯，淋巴管被破坏，形成瘘口，加之淋巴管瓣膜损伤，乳糜液反流并经瘘口漏出。

乳糜症的典型临床症状是自体腔抽出乳白色浆膜腔积液，或排出乳白色尿液或白带等。临床表现多不典型，根据其发生部位不同而表现不同，乳糜胸可表现为咳嗽、胸痛、呼吸困难等；乳糜腹可表现为腹痛、腹胀等；乳糜心包可表现为胸闷、胸痛或气促等；乳糜尿可表现为排乳白色尿液、血尿、腰痛、排尿困难；乳糜痰可表现为咳白色痰；乳糜白带可表现为排出乳白色白带等。严重乳糜症患者可导致低蛋白血症、营养不良、体重减轻和恶病质。

乳糜症的临床诊断至少满足以下标准之一：①乳糜试验阳性；②甘油三酯水平＞1.25mmol/L；③直接淋巴管造影（DLG）显示对比剂进入胸腹腔、心包、泌尿集合系统或阴道等淋巴管走行区以外区域；④核素淋巴显像显示对比剂进入胸腹腔、心包、泌尿集合系统或阴道等淋巴管走行区以外区域。

【影像表现】

1. DLG　目前仍是乳糜症诊断的金标准，能够直观、动态显示淋巴循环动态过程，了解淋巴管及胸导管形态并明确瘘口位置。

乳糜症的 DLG 表现为对比剂的异常反流、漏出，X 线表现为呈线样、迂曲管状或团片状的模糊影。DLG 可直观显示胸导管漏口部位及漏出速度，相较于传统的实验室诊断更加直观、精准。

2. CT　乳糜症患者 CT 平扫可表现为浆膜腔积液，如胸腔积液、腹腔积液及心包积液等，还可以发现乳糜症伴发的全身淋巴管异常：①淋巴管畸形，表现为淋巴管管状或囊状扩张，或表现为器官内（脾、肝脏等）类圆形囊状低密度灶，部分病灶内可见碘油进入。②骨骼异常，表现为骨髓腔内囊性低密度影，边界清楚，伴或不伴硬化边；或表现为片状、弥漫状或蜂窝状骨质疏松样表现，部分病灶内或周围可见异常碘油沉积。③肺部异常，表现为肺内多发磨玻璃影、多发蛙卵样微小结节、肺不张、小叶间隔增厚或支气管血管束增粗等。

CT 淋巴管造影（CTL）是在 DLG 后一定时间内进行的 CT 检查，由于 CT 的密度分辨率高，且三维后处理功能强大，可清晰显示碘油在体内的异常沉积及分布，从而能够更为准确地显示淋巴管的扩张及反流情况。

CTL（**图 4-14A ～ D，图 4-15A ～ B，图 4-16A ～ E**）可明确显示淋巴管形态及淋巴回流情况，间接判断瘘口位置。淋巴管迂曲扩张表现为碘油呈斑块、团片、条片、蚯蚓样迂曲分布；淋巴反流表现为在造影侧的对侧出现异常碘油沉积，如碘油出现在对侧腰干、髂窝、颈干、锁骨下干；在瘘口周围可能发现更为显著的异常碘油沉积，如异常碘油沉积表现为团片状。通过碘油的异常分布，可以判断双髂、腰干、腹膜后、支气管纵隔干、颈干及锁骨下干、胸导管等淋巴管异常，辅助定位乳糜症瘘口位置，对于异常淋巴管的定位、范围和分布更具优势。

3. MRI

（1）非增强 MR 淋巴成像（unenhanced MR lymphography，UEMRL）（**图 4-14E、F，图 4-15C，图 4-16F**）是一种无创、安全、有效的中央淋巴系统成像方法，使用重 T_2 加权快速自旋回波序列进行胸导管及淋巴管成像，无须使用对比剂，可以精确评估淋巴管异常，有助于乳糜症的诊断。UEMRL 可以提示异常扩张淋巴管，包括淋巴管发育不良、囊性淋巴管畸形等，但是 UEMRL 空间分辨率不足，对于乳糜症瘘口诊断的敏感度不高。

（2）动态增强磁共振淋巴管造影（dynamic contrast-enhan-ced magnetic resonance lymphangiography，DCMRL）是一种较新的淋巴管成像方式。此方法通过向腹股沟的淋巴结或足趾间质内注射非特异性钆对比剂进行动态磁共振淋巴成像，对于诊断乳糜症具有重要价值。DCMRL 能够很好地显示淋巴管总体情况、异常扩张淋巴管及淋巴异常回流，并且能够提示瘘口位置，是一种评估乳糜症的有效工具。

4. 放射性核素淋巴显像 乳糜症的直接影像表现为放射性核素自瘘口漏出，胸腹腔或心包腔等浆膜腔或双肾区、盆腔内见异常放射性核素浓集。其他异常表现：①显影明显延迟，2～4h 后仍不见明确的淋巴结和（或）淋巴管显影；②两侧淋巴结或淋巴管显影不对称，显像剂摄取增多或缺失；③淋巴链中断，局部显像剂滞留或有明显的侧支淋巴通路，淋巴管扩张、迂曲，显像剂外漏或向皮肤反流，提示淋巴系统严重梗阻。

【鉴别诊断】

乳糜症主要临床症状包括浆膜腔积液等，需要与其他原因所致浆膜腔积液鉴别。

（1）结核性胸腔积液/腹腔积液：是结核性胸/腹膜炎的重要征象之一，多发生于青壮年，可伴低热、乏力、盗汗等结核中毒症状；部分结核性腹腔积液患者腹部触诊有揉面感。早期结核性胸腹腔积液患者胸腔积液/腹腔积液密度较低，随疾病进展，蛋白含量及细胞成分增多，密度增大，并可见胸/腹膜平滑均匀增厚、肠系膜密度增大及大网膜增厚、污点状改变，且可见淋巴结肿大、增强呈环状强化。

（2）非结核性感染性胸腔积液/腹腔积液：患者多合并炎性病变症状，如发热、腹痛、腹部压痛和反跳痛等，非结核性感染性胸腔积液/腹腔积液的密度、分布、腹膜改变与结核性胸腔积液/腹腔积液鉴别困难，需仔细观察胸/腹部其他病变，是否合并肺部炎症、胸腹部脓肿、腹腔内游离气体、周围脂肪间隙模糊等影像征象，进而判断感染性胸腔积液/腹腔积液来源。

（3）恶性肿瘤胸腔积液/腹腔积液：不同恶性肿瘤腹腔积液的影像特征具有相似性，恶性胸腔积液、腹腔积液 CT 值一般为 0～30HU，其高低与腹腔积液中蛋白质含量和细胞成分的比例有关，但恶性腹腔积液均为渗出液，CT 衰减值较高；其他 CT 影像表现包括胸腹膜、大网膜及肠系膜脂肪污浊、密度增高，腹膜局部呈饼状、斑块状、结节状增厚，增强扫描明显强化；恶性胸腔积液有可能形成包裹性积液；大量恶性腹腔积液时，可观察到肠管束缚征；可合并局部淋巴结肿大、融合。

（4）其他原因所致胸腔积液／腹腔积液：可由肝硬化、低蛋白血症、心源性疾病、肾源性疾病、风湿免疫系统疾病等多种疾病导致，需结合其他临床资料及影像表现综合诊断。

【重点提醒】

若患者具有典型的乳糜症临床症状，即自浆膜腔可抽出乳白色积液，或排出乳白色尿液或白带等，其诊断并不困难，多模态影像学检查能更好地帮助临床医生获得更加全面、准确的诊断信息。需要注意的是：①患者临床表现可能并不典型，需要影像学检查进一步发现病变位置、淋巴管异常的部位和范围；②患者是否合并全身淋巴管畸形和（或）淋巴水肿。

二、淋巴水肿（下肢、上肢、颜面部）

【典型病例】

病例一　患者，男，23 岁，左上肢肿胀 1 月余（**图 4-17**）。

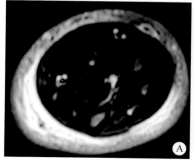
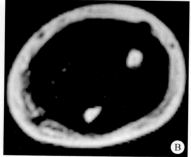

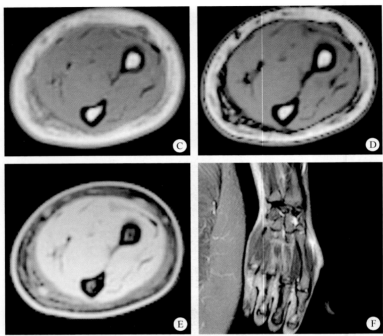

图 4-17 小臂及手指增粗，皮下软组织区域见网格状、条带状异常信号影，短时间反转恢复序列（STIR）横轴位（A）及冠状位（F）呈高信号，多回波 DIXON（mDIXON）脂像（B）、同相位（C）、反相位（D）呈低信号，mDIXON 水像（E）呈稍高信号

病例二 患者，女，2岁，发现肢体肿胀2年余，间断腹泻8个月。

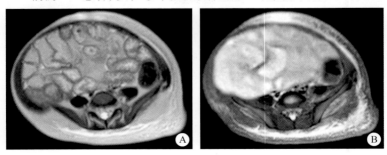

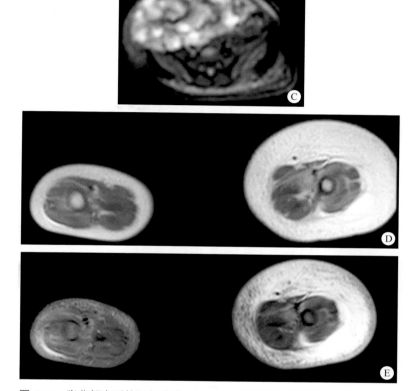

图 4-18 腹盆部皮下软组织肿胀，T_2WI（A）呈弥漫高信号，T_2 抑脂（B）可见条形及网格状高信号，DWI（C）未见明显受限；双下肢增粗，以右下肢为著，mDIXON 脂像（D）呈弥漫高信号，STIR 序列（E）示皮下软组织内呈网格状、蜂窝状高信号，可见淋巴湖征

【临床概述】

淋巴水肿是由淋巴管畸形、异常发育或损伤等原因导致淋巴回

流受阻，使富含蛋白质的淋巴液在间质中淤滞，继而导致脂肪硬化、结缔组织增生的一种慢性进行性疾病，以下肢最多见，上肢、躯干、会阴、颜面部等部位也可发生。淋巴水肿根据病因分为原发性和继发性两种。原发性淋巴水肿主要由于淋巴系统发育异常。继发性淋巴水肿原因较多，如丝虫病、恶性肿瘤的相关治疗（如宫颈癌、乳腺癌术后淋巴结清扫），以及创伤、反复的感染和慢性静脉功能不全等。肢体淋巴水肿患者早期常表现为无痛性肿胀，最初的水肿是凹陷性水肿，但随着时间的推移，皮下组织纤维化导致非凹陷性水肿。如果早期不开始治疗，水肿会向周围扩散。最终，皮肤肿胀程度增加的同时，受累区域皮肤会出现角化过度、色素沉着等现象，甚至可能演变为乳头状瘤或疣状增生。Kaposi-Stemmer 征是下肢淋巴水肿特异的临床征象，即检查者无法用拇指和示指捏起被试足趾的根部皮肤。

【影像表现】

1. 放射性核素淋巴显像　　正常回流表现为下肢淋巴管显影清晰，腹股沟淋巴结呈圆形或卵圆形，形态清楚；延迟相髂动脉及腹主动脉旁淋巴结清晰可见，肝脏显影。回流缓慢是因为受阻部位淋巴管呈不完全性中断，可见远端淋巴管扩张或伴有数目不一的侧支淋巴循环，各组淋巴结显影时相滞后，影像变淡。淋巴水肿阳性即为无示踪剂回流，受阻部位前或附近出现大量的皮下示踪剂滞留，近端淋巴管及淋巴结未见显影，肝脏未见显影。

2. CT　　CT平扫可表现为皮肤增厚，即真皮厚度 ≥ 2.0cm；筋膜上组织肿胀、增厚；皮下组织内可见典型的"蜂窝状"改变，代表被液体及纤维组织包围的脂肪间隔，增强扫描增厚的皮肤及"蜂窝状"结构均无明显强化。CT能观察到腹股沟淋巴结的变化，包括形态（圆形、卵圆形）、数量（增多、减少）及大小（增大、减小）。

原发性淋巴水肿可伴有相关骨质改变，CT可表现为以下4种类型。①骨质破坏型：骨破坏区及周围软组织均见条片状软组织影，并相延续，内见碘油显影，提示淋巴管来源，其骨皮质消失，推测可能为周围增生、扩张淋巴管或淋巴管瘤、淋巴管血管瘤等由周围组织累及骨；多伴骨质疏松样或"蜂窝状"改变，并伴乳糜反流，以及乳糜胸、乳糜腹、淋巴管瘤等其他病变，淋巴管造影可见同侧淋巴管增生、紊乱，并见左静脉角阻塞。②片状、弥漫状或蜂窝状骨质疏松样表现。③囊性改变：表现为骨髓腔内囊性低密度影，边界清楚，伴或不伴硬化边，无骨膜反应。④骨质硬化。相关骨质改变往往位于患侧淋巴管发育异常的邻近骨骼。

　　CTL可见多部位的淋巴管异常，表现为胸导管末端、右淋巴导管、支气管纵隔干、腰干、肾区、髂淋巴管、腹股沟、下肢等部位的碘油沉积。

　　3. MRI 表现（图 4-17、图 4-18）

　　（1）皮肤增厚：表现为真皮厚度＞2cm，呈长 T_1WI 长 T_2WI 信号，STIR 呈稍高信号。

　　（2）皮下软组织内水肿浸润的形态，包括平行线征、网格征、蜂窝征、淋巴湖征，呈长 T_1WI 长 T_2WI 信号；STIR 呈稍高信号，mDIXON 脂像及反相位呈低信号，同相位及水像呈稍高信号。其中，平行线征为宽度 1～2mm 的多条细线样结构，平行于浅筋膜且彼此不交织成网；网格征为宽度 3mm 以内的多线条交织的网状结构，最大径线平行于浅筋膜，宽长比小于 2∶3；蜂窝征表现为网格状结构进一步增粗，当两个以上方向上壁厚度超过＞3mm，宽长比大于 2∶3 时，即可诊断为蜂窝征；淋巴湖征为位于皮下软组织内近筋膜处的大片状的液体区。

　　（3）筋膜区水肿浸润的形态：包括条带征及新月征。条带征为于轴位层面观察到的浅筋膜表面的积液，呈条样液体信号；新月征为于轴位层面观察到的浅筋膜下积液，呈新月样液体信号。

【鉴别诊断】

1. 脂肪水肿 通常表现为疼痛和易瘀伤，并可见皮下脂肪组织凹陷和脚踝袖口征，足通常不受累。MRI 表现为单纯的脂肪增生，肢体增粗，T_1WI 及 T_2WI 表现为弥漫性高信号，筋膜周围积液、蜂窝征或网格征少见；淋巴管及淋巴结通常无异常。

2. Klippel-Trenaunay 综合征 为静脉-淋巴混合型水肿，以皮肤毛细血管畸形、静脉/淋巴管畸形和软组织及骨肥大三联征为主要临床表现。影像上可见患侧和健侧肢体不等长。除淋巴水肿典型的蜂窝状表现及筋膜周围积液外，还可见皮下软组织内增粗曲张的静脉血管（迂曲扩张的下肢浅静脉在 MRI 中表现为圆形、索条状或蚯蚓状的异常信号，多位于肢体外侧），若观察到边缘静脉，则是 Klippel-Trenaunay 综合征的特征性表现。

【重点提醒】

淋巴水肿可发生于全身任何部位，最常见于下肢，核素淋巴显像为其诊断金标准，表现为受阻部位前或附近出现大量的皮下示踪剂滞留，近端淋巴管及淋巴结未见显影；MRI 有较高的敏感性，STIR 序列见网格状、蜂窝状、条带状高信号，则高度提示淋巴水肿。

三、蛋白丢失性肠病

【典型病例】

患者，女，15 岁，腹泻、低蛋白血症（**图 4-19**）。

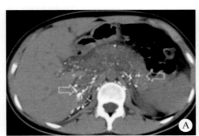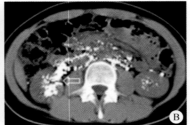

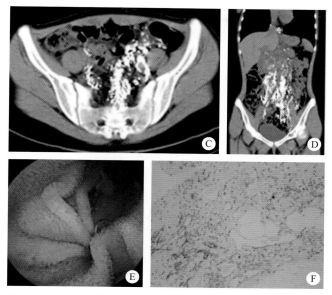

图 4-19　蛋白丢失性肠病的 CTL、胶囊内镜下表现和镜下病理图

CTL 示对比剂分布于后纵隔、小网膜、肠系膜、胰腺周围、胆囊窝、肝门区、双侧肾盂、双侧腰干、腹膜后、小肠及部分结肠壁（A～D），提示上述部位异常淋巴管扩张，并可见淋巴 - 双肾盂瘘；胶囊内镜（E）示小肠绒毛肿胀，并可见扩张的淋巴管；手术切除末段回肠，镜下（F）示不同程度扩张的淋巴管，部分淋巴管相互交通（HE 染色，×100）

【临床概述】

蛋白丢失性肠病是指各种病因导致的蛋白从肠道丢失的一种病理状态，其病因复杂多样，包括原发性和继发性。原发性蛋白丢失性肠病罕见，主要为原发性小肠淋巴管扩张症，以弥漫或局限的小肠黏膜层、黏膜下层甚至浆膜层淋巴管扩张为主要特征，由于淋巴回流障碍，淋巴液淤滞在扩张的淋巴管内，淋巴管迂曲甚至破裂形成黏膜淋巴瘘或浆膜淋巴瘘，淋巴液漏入肠腔或腹腔，淋巴液中含

有的清蛋白、球蛋白、乳糜微粒、脂溶性维生素、淋巴细胞随之丢失，从而引起水肿、腹泻、体重减轻、低蛋白血症和低淋巴细胞血症等临床症状，是蛋白丢失性肠病中最具代表性的疾病。继发性蛋白丢失性肠病的原因很多，常见于后腹膜淋巴瘤、腹膜后纤维化、慢性胰腺炎、肠系膜结核或结节病、克罗恩病，甚至右心衰竭、缩窄性心包炎等，主要是由于这些疾病可能造成淋巴管本身及周围组织的炎症、狭窄或阻塞，或病变直接压迫、浸润、转移至淋巴系统，使淋巴回流受阻或中心静脉升高，继而使淋巴管内压升高，淋巴液生成过多或淤滞。

【影像表现】

CT 淋巴管成像（CTL）（图 4-19A～D）是一种显示淋巴管形态、结构和功能的有创性影像学检查方法，不仅能定位肠道及肠道周围的异常淋巴管，还能评价全身是否有淋巴回流障碍和淋巴管发育异常等。CTL 的表现和征象分析包括：①小肠肠壁增厚，标准为小肠肠壁厚度≥ 3mm；②腹部淋巴管扩张及分布异常，包括对比剂在肠系膜、肠壁或肠腔内，以及肝门、胰腺、脾、肾脏等区域的异常分布；③胸部淋巴管扩张及分布异常，包括肺部和纵隔的淋巴水肿，对比剂在纵隔、心包、胸膜或肺内的异常分布；④水肿样病变，包括腹腔积液、肠系膜积液及胸腔积液；⑤颈部和胸导管末端异常对比剂分布，表现为胸导管出口狭窄或梗阻等。

【鉴别诊断】

需与蛋白丢失性肠病鉴别的疾病较多，包括各种原因导致的蛋白摄入减少、肝脏合成蛋白功能障碍，以及由肾脏和（或）其他部位蛋白丢失导致的低蛋白血症；结核、炎症性肠病、结缔组织病、系统性红斑狼疮等自身免疫性肠病等；各种手术、外伤等导致小肠淋巴循环异常者。

【重点提醒】

在临床上以腹泻、水肿、浆膜腔积液为主要表现，实验室检查出现淋巴细胞减少，白蛋白、球蛋白减少时，应怀疑小肠淋巴管扩张症。CTL能够通过碘油异常沉积评价全身是否有淋巴回流障碍和淋巴管发育异常情况。

四、淋巴管异常相关综合征

（一）Klippel-Trenaunay 综合征

【典型病例】

病例一　患者，男，31 岁，双下肢肿胀 23 年，呈非可凹陷性水肿，反复出现红肿热痛。全身散在、大片葡萄酒样红斑（**图 4-20**）。

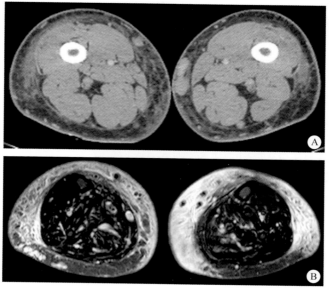

图 4-20　CT 下肢静脉成像（A）示双下肢皮肤增厚，皮下软组织内多发迂曲扩张的浅静脉，并见周围纤维网状改变；MRI 的 STIR 序列（B）示双下肢皮肤增厚，皮下软组织内见多发迂曲扩张的管状影，部分可见流空效应。皮下软组织内可见条带征、蜂窝征

病例二 患者，女，4岁，出生后发现右下肢肿胀（图 4-21）。

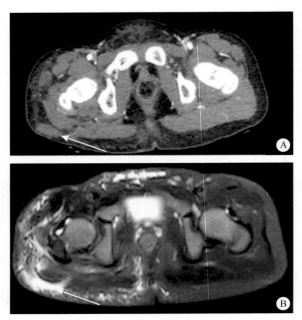

图 4-21 CT 腹盆腔 - 下肢动脉成像轴位（A）示右侧永存坐骨静脉（白色箭头）。MR 下肢轴位（B）示永存坐骨静脉，皮下软组织内多发异常高信号影，呈星云征改变（白色箭头）

【临床概述】

Klippel-Trenaunay 综合征（Klippel-Trenaunay syndrome，KTS）是一种先天性、散发性、罕见的低流速混合脉管畸形综合征。ISSVA于 2014 年将 KTS 归类于 *PIK3CA* 相关过度生长综合征群（*PIK3CA-related overgrowth spectrum*，PROS），根据这个标准将 KTS 定义为发生在过度生长肢体的脉管畸形（毛细血管、静脉和淋巴管畸形）。这一定义有助于更好地理解该疾病，对于诊断、鉴别诊断及治疗有重要作用。研究表明该病的发病机制和病因与 *PIK3CA* 基因的体细胞突变关系密切。KTS 以皮肤毛细血管畸形、静脉/淋巴管畸形和软组织及骨肥大三联征为主要临床表现，好发于下肢。Klippel-Trenaunay 综合征的国内发病率尚未有明确报道，国外研究报道发病率为（2～5）/10 万，没有明显的种族和性别倾向。

KTS 患者由于脉管畸形及血流动力学异常引起纤维蛋白原降低，D-二聚体升高，容易发生局部血管内凝血病，进而可发展为弥散性血管内凝血，因此监测 KTS 患者的出凝血相关指标尤为重要。

KTS 诊断标准：具有 2 个主要特征（A 组至少有 1 个，其中一定包括 A ①或 A ②，B 组至少有 1 个）。A. 先天性脉管畸形：①毛细血管畸形（capillary malformation，LM）或称皮肤葡萄酒样红斑；②静脉畸形（venous malformation，VM）；③动静脉畸形（arterio-venous malformation，AVM）；④淋巴管畸形（lymphatic malformation，LM）。B. 生长紊乱（肥大或短缩）：①骨的长度或周径生长紊乱；②软组织的长度或周径生长紊乱。

目前 KTS 尚不能根治，治疗目的在于对症治疗缓解症状，降低致残率、致死率。

【影像表现】

1. X 线表现

（1）X 线片：患肢骨较健侧变粗、变长，部分患者还可见斑片状、条带状和不规则状骨质硬化影，通常骨密度和骨小梁结构正常。除四肢骨以外，其他骨骼异常表现为并指、多指、巨趾和先天性髋关节脱位等。

（2）DSA：可发现并评估动脉的异常起源、发育不全、扩张或狭窄。

（3）X 线静脉造影：在透视下可显示浅表曲张静脉、畸形静脉的引流路径，同时也可评估深静脉及其瓣膜的功能状态。

（4）DLG：透视下动态显示淋巴系统引流路径情况，观察全身淋巴管、淋巴结的结构和功能，包括淋巴液反流，明确是否合并淋巴循环异常和乳糜漏。

2. 彩色多普勒超声表现

（1）下肢常规彩色多普勒超声：患肢可见浅静脉迂曲扩张、深静脉畸形（深静脉发育不全、缺如、闭锁）、静脉瓣膜功能不全、深静脉反流、深静脉血栓，可用于评估脉管通畅性。

（2）胎儿超声产前诊断：在孕中后期，甚至更早阶段筛查累及肢体的脉管畸形和肢体肥大。

（3）超声造影（contrast enhanced ultrasonography，CEUS）：能实时动态显示真皮淋巴反流，这是诊断 KTS 是否合并淋巴水肿的最重要和最特异的征象。还能区分肢体血管和淋巴管异常，淋巴管管径纤细，走行于肢体内侧，直径一般 < 2mm；扩张的静脉多位于肢体的外侧，直径范围是 5 ～ 20mm。该检查方法还可区分深浅淋巴管、显示淋巴管异常开放的交通支及识别淋巴管囊肿。

3. CT 表现

（1）CT 平扫在该病检查中应用相对较少，通常与 CT 血管成像、淋巴管成像联合使用。

（2）CTA：表现为动静脉瘘，动脉起源异常、发育不全、扩张或狭窄。

（3）CTV CT 静脉造影：表现为边缘静脉显影、静脉发育不全，以及异常静脉扩张或狭窄、扭曲，可用于判断是否有静脉血栓形成。其中，边缘静脉被认为是 KTS 的特征性影像表现。

（4）CTL：碘油在全身和下肢的异常分布或沉积可用于推测淋巴系统是否存在回流障碍，并同时评估淋巴管的异常扩张、狭窄。

4. MRI 表现

（1）骨肌 MRI：皮下脂肪组织异常增厚，肌肉异常增粗，骨骼内可见异常高信号影，冠状位可见患侧和健侧肢体不等长。

（2）脉管畸形 MRI：皮下软组织内出现多发迂曲扩张，为圆形、类圆形、索条状、蚯蚓状的异常高信号影，也可表现为异常低信号（流空效应），多位于肢体外侧；皮下血管瘤在 T_2WI 抑脂序列表现为显著高信号伴中心低信号，信号多不均匀，其内可见斑点状低信号的静脉石及钙化影；观察到边缘静脉是 KTS 的特征性表现。

（3）合并淋巴水肿 MRI：皮下软组织内出现平行线征、网格征、蜂窝征、条带征、新月征和淋巴湖征。这些征象在 STIR 序列上呈明显的高信号，并且由于没有脂肪信号干扰而显示得更加清楚。这些征象与疾病发生发展过程密切相关，蜂窝征的出现高度提示疾病进入Ⅱ期或进展期。

（4）中枢神经系统 MRI：最大的意义在于发现动脉瘤、脑动静脉畸形、脑梗死、半无脑畸形和多种脑肿瘤等中枢神经系统病变。

（5）MRA 和 MRV：与 CTA、CTV 表现相似，包括动静脉瘘、动脉起源异常、发育不全、扩张或狭窄。

（6）MRL：一方面可明确 KTS 是否合并淋巴管畸形或淋巴水肿，另一方面可对淋巴管和淋巴结发育异常行进一步精细评估。

5. 淋巴显像表现　淋巴显像可显示的内容包括淋巴管和引流淋巴结影像、淋巴结是否显影和显影数量、淋巴回流连续性和淋巴回流速度、淋巴管侧支形成、淋巴液皮肤反流情况。KTS 是一种混合脉管畸形综合征，区分下肢肿胀是静脉水肿、淋巴水肿还是淋巴 - 静脉混合水肿对该病的诊断和治疗有重要意义，淋巴显像在鉴别淋巴水肿和静脉水肿方面有重要作用，特异度高达 100%。合并淋巴水肿常表现如下：患肢明显肿胀伴有淋巴结 / 淋巴管未显影或显影数量减少；真皮淋巴反流；胸导管末端至颈静脉角显像剂异常分布。

【鉴别诊断】

1. Parkes-Weber 综合征（Parkes-Weber syndrome，PWS）　PWS 是一种罕见的先天性疾病，1907 年由 Frederick Parkes Weber 首次报道。病因与血管生成基因 *RASA1* 的突变有关。临床表现包括毛细血管畸形、动静脉瘘和肢体过度生长，严重者有代偿性心动过速或高血压，常被误诊为 KTS。高流量血管畸形是区分 PWS 和 KTS 的最主要特征。

PWS 患者的患肢关节周围有大量小的动静脉瘘。潜在并发症包括远端动脉缺血、出血、皮肤溃疡和心力衰竭。

2. Sturge-Weber 综合征（Sturge-Weber syndrome，SWS） SWS 是一种先天性神经皮肤综合征，又称脑三叉神经血管瘤综合征。与体细胞中的基因 *GNAQ* 激活突变有关，发病率为 1/50 000。其特征性临床表现为面部葡萄酒样红斑、软脑膜血管瘤病和青光眼。最常见的中枢神经系统表现是癫痫。颅脑影像表现为患侧颅板增厚、颅腔缩小、脑萎缩、蛛网膜下腔扩大，增强检查示软脑膜血管畸形呈"脑回状"强化，并可见增粗的静脉影。

3. CLOVES 综合征 是一种罕见的过度生长综合征，其主要临床表现如下：先天性脂肪瘤过度生长、血管畸形（毛细血管、静脉、淋巴管）、表皮痣、脊柱侧弯/骨骼畸形或脊髓异常，与 KTS 同被归类于 PROS。脂肪瘤可通过多种影像学手段辅助诊断；脉管畸形可通过超声、CT 血管造影、MRI 血管造影进行诊断；肢体或骨骼畸形可通过 X 线片来评估。

【重点提醒】

典型 KTS 的诊断并不难，影像学能更好地帮助临床医师确诊患者。需要注意的是：①若患者临床表现不典型，需要借助影像学检查进一步明确病变；②患者是否存在凝血功能异常；③是否合并高流速特征的血管病变，如动静脉畸形和动静脉瘘；④是否合并淋巴管畸形和淋巴水肿。

（二）Noonan 综合征

【典型病例】

患者，男，5 岁，双下肢肿胀，发育迟缓，低钠血症（图 4-22、图 4-23）。

【临床概述】

Noonan 综合征（Noonan syndrome，NS）是以特殊面容、身体矮小、先天性心脏病和胸廓畸形为特征的常染色体遗传综合征（多为常染色体显性遗传病），发病率 1/2500 ～ 1/1000，男女均可发病，已知至少与 *PTPN11*、*SOS1*、*RAF1*、*RIT1*、*KRAS*、*NRAS*、*BRAF* 和 *MAP2K1* 等 16 种基因的变异有关。

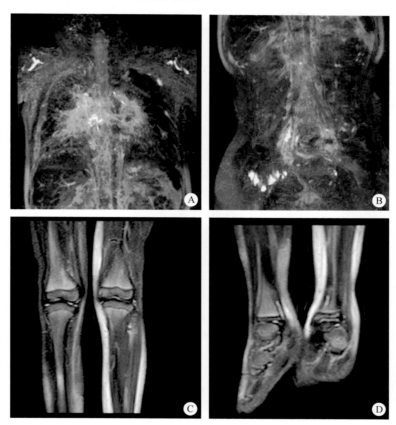

图 4-22　Noonan 综合征患者淋巴异常 MRI 表现

A、B. 胸部及盆腔 MRI 示淋巴管扩张。双侧肺门水平可见多发蔓状淋巴管，颈段胸导管未见明确显示；双侧髂血管旁及盆壁内侧可见异常增多的管状结构；C、D. 盆腔及下肢 MRI 示双下肢淋巴水肿，左侧为著

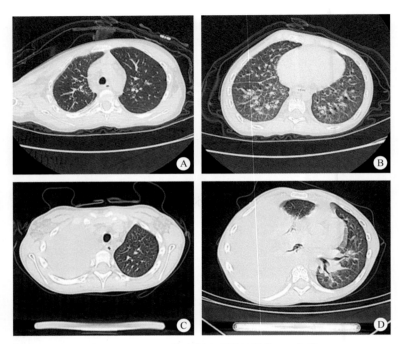

图 4-23 Noonan 综合征患者淋巴异常 CT 表现

A、B. 胸部 CT 平扫可见双肺支气管束增多、增粗，支气管壁增厚，双肺可见多发磨玻璃密度影，考虑淋巴管回流障碍、淋巴管扩张；C、D. 1 年后复查，胸部 CT 可见右肺大量胸腔积液

Noonan 综合征临床表现复杂，可累及多个系统，其特征是典型面容、身材矮小、心血管异常、精神运动发育落后、胸廓畸形、男性隐睾、凝血功能异常及淋巴管发育不良等。

（1）典型面容：上睑下垂、眼距宽、内眦赘皮、双眼外角下斜，双耳位低、耳后旋、耳廓厚。儿童患者还可有前额饱满、后发际低、鼻短、鼻梁低、鼻尖饱满、唇厚、鼻唇沟深而宽直达上唇等。

（2）身材矮小：出生时患者身材正常，1 岁后逐渐出现矮小。骨龄落后于同龄儿，部分成年身高可达正常下限水平。

（3）心血管异常：50%～80%的患者存在先天性心脏病，其中以肺动脉瓣狭窄最常见，其他包括肥厚型心肌病、室间隔缺损、肺动脉狭窄、法洛四联症及主动脉缩窄等。

（4）精神运动发育落后：婴幼儿期运动发育落后，50%的学龄期患儿协调能力差，25%存在学习障碍，6%～23%智商低于70，部分患儿语言能力差、合并孤独症谱系疾病，成年患者易存在抑郁状态。

（5）男性隐睾：60%～80%男性患者合并隐睾，可致生育障碍。

（6）凝血功能异常和淋巴管发育不良。

（7）宫内表现：母亲孕期羊水过多，胎儿颈部透明带增宽、胎头较大、心脏和肾脏异常。

（8）其他：颈蹼、胸廓畸形（鸡胸或漏斗胸）、乳距增宽；肾脏畸形（肾盂扩张、双输尿管畸形、孤立肾、肾发育不良、远端输尿管狭窄等）；男性精子生成障碍；斜视、眼颤；Ⅰ型小脑扁桃体下疝畸形、脑积水；皮肤咖啡牛奶斑、雀斑；四肢毛囊角化症；肝脾大；恶性肿瘤发生率增加等。

【诊断标准】

1. 临床诊断 ①有典型的特殊面容，并满足2～6条中的1条主要标准或2条次要标准；②有特殊面容，并满足2～6条中的2条主要标准或3条次要标准（**表4-1**）。

表 4-1 Noonan 综合征诊断标准

特征	主要标准	次要标准
面容	典型的特殊面容	特殊面容
心脏	肺动脉瓣狭窄或典型心电图表现	其他心脏缺陷
身高	<同年龄、同性别正常健康儿童身高的第3百分位数	<同年龄、同性别正常健康儿童身高的第10百分位数
胸廓	鸡胸或漏斗胸	胸廓增宽

续表

特征	主要标准	次要标准
家族史	一级亲属确诊 NS	一级亲属拟诊 NS
其他	同时具备：智力落后、隐睾、淋巴管发育不良	具备其一：智力落后、隐睾、淋巴管发育不良

2. 分子诊断　存在 NS 表型的女性患者需行染色体核型分析，以排除 Turner 综合征，并进一步通过基因检测明确诊断；对具有 NS 表型的患者行高通量测序可明确患者致病基因。

【影像表现】

1. 心血管病变　肺动脉瓣狭窄患者的 X 线片表现为肺血减少、肺动脉段突出、心脏呈二尖瓣型，右心房、右心室增大；CT 及 MRI 可显示肺动脉瓣膜狭窄、增厚及肺动脉干扩张，右心房、右心室增大，电影成像可示瓣膜开放受限。

2. 肾脏畸形　CT 或 MRI 可显示肾盂扩张、双输尿管畸形、孤立肾、肾发育不良、远端输尿管狭窄等改变。

3. 淋巴管发育不良　患者合并淋巴管发育不良时可有多种表现，主要包括乳糜胸、乳糜腹、肺淋巴管扩张、淋巴水肿、胸导管异常等（图 4-22、图 4-23），部分患者可出现蛋白丢失性肠病。

4. 颅脑病变　CT 或 MRI 可显示合并 Ⅰ 型小脑扁桃体下疝畸形，表现为小脑扁桃体下端疝入椎管，常合并脊髓空洞及脑积水；部分患者 MRI 可显示脑白质及胼胝体异常信号。

5. 神经病变　MRI 显示部分患者脊神经根（包括马尾神经）和周围神经弥漫性增厚，MRI 显示三叉神经、动眼神经及展神经局限性增厚。

6. 脑血管病变　包括烟雾病及海绵状血管瘤，前者 CTA 或 MRA 表现为双侧颈内动脉颅内段及分支进行性狭窄或闭塞、周围伴多发异常侧支血管生成；后者多因合并出血而被发现。

7. 肿瘤相关病变　部分患者因伴颗粒细胞瘤、神经胶质瘤、胚胎发育不良性神经上皮肿瘤、眼眶横纹肌肉瘤等而呈相应表现。

【鉴别诊断】

NS 需与 Harskog 综合征、LEOPARD 综合征、Costello 综合征、CFC 综合征及 Turner 综合征等多种综合征进行鉴别，并需依靠基因检测等方法以提高检出率。此外，本病还需与新生儿期的淋巴性水肿、身材矮小、面部黑痣、颈蹼、先天性心脏病、肘外翻和泌尿系统畸形等进行鉴别。

【重点提醒】

NS 是一种具有临床和遗传异质性的常染色体显性遗传病，其临床表现复杂，可累及多个系统，典型特征包括特殊面容、身体矮小、先天性心脏病和胸廓畸形，一般多通过临床特征进行诊断，而分子检测对精确诊断具有重要意义，产前诊断、早期诊断、对症治疗有助于改善患者预后。

（三）黄甲综合征

【典型病例】

患者，男，75 岁，发现双下肢肿胀伴双侧胸腔积液，双手指甲及双足趾甲黄色，伴咳嗽、咳痰及气短（图 4-24 ～图 4-26）。

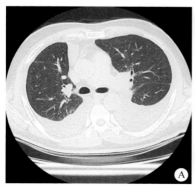
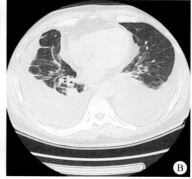

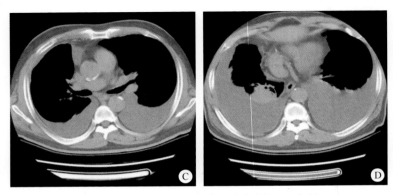

图 4-24　黄甲综合征患者淋巴异常胸部 CT 表现

A、B. 胸部 CT 平扫肺窗可见双肺多处支气管壁增厚，下叶多发小叶间隔增厚，局部伴
　　斑片影；C、D. 胸部 CT 平扫纵隔窗可见双侧大量胸腔积液，伴双下肺膨胀不全

【临床概述】

黄甲综合征是以黄色指甲、淋巴水肿、呼吸系统疾病为主要表现的一组综合征，主要发生于 50 岁以上的人群，先天性及儿童患者罕见。发病率尚不清楚，估计低于 1/100 万，男女均可发病。病因尚不明确，可能是淋巴系统功能障碍所致。

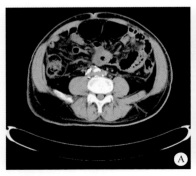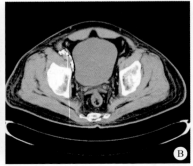

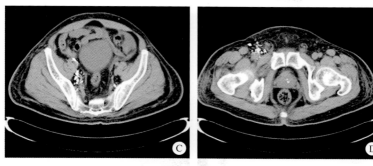

图 4-25　黄甲综合征患者直接淋巴管造影术后腹盆 CT 表现

直接淋巴管造影术后腹盆 CT 平扫示右侧腹股沟区、髂血管旁及脊柱前方可见多发异常
对比剂聚集，皮下软组织可见轻度水肿

临床表现主要为指甲异常、淋巴水肿及呼吸系统疾病。

（1）指甲异常：通常为首发症状，黄色指甲是其特异性表现，其他包括指甲呈黄绿色、黄灰色或暗黄色，生长缓慢，甲周组织肿胀，甲层变厚，甲板过度弯曲、表面光滑，出现横嵴、横沟，甲小皮、甲半月消失，甲板增厚剥离以致脱落。

（2）淋巴水肿：发生率为 30% ～ 80%，以双下肢非凹陷性水肿为主，也可出现于上肢、面部、阴囊等部位，罕有球结膜水肿，严重全身淋巴水肿少见。

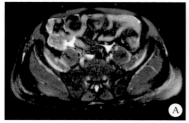
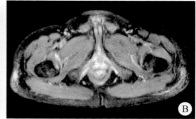

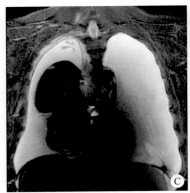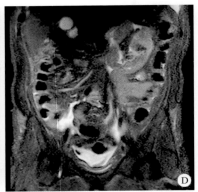

图 4-26 黄甲综合征患者淋巴异常 MRI 表现

A ～ C. MRI 可见双侧胸腔大量积液、盆腔少量积液；D. 双侧腰骶部、侧腹壁及盆壁可
见皮下软组织水肿，考虑淋巴水肿可能

（3）呼吸系统疾病：多为就诊的首要原因，超过一半患者呼吸
系统受累。最初表现为慢性咳嗽、咳痰、气短，随着病情的发展，
后期出现胸腔积液且进行性增加。其他表现包括支气管扩张、反复
性肺炎、胸膜增厚、鼻窦炎及肺纤维化。

【影像表现】

1. 淋巴功能异常（**图 4-24、图 4-25**） 淋巴管成像（直接淋巴
管造影、直接淋巴管造影后 CT 成像、淋巴 MRI、淋巴闪烁成像）
可识别淋巴功能不全，包括淋巴管、淋巴结发育不良（淋巴结缺如，
淋巴管扩张、狭窄或闭塞）及淋巴管回流障碍（局部显像剂积聚、
清除缓慢）。

2. 呼吸系统（**图 4-24**） 胸部 CT 可显示胸部影像学异常，主
要包括胸腔积液、支气管扩张及复发性肺炎等，前者 CT 表现为单侧
或双侧胸腔液体密度影，可伴肺不张；后者 CT 可表现为支气管壁增
厚、管腔扩张，双肺散在斑片影及"树芽征"。

【鉴别诊断】

（1）合并支气管扩张需与原发性支气管扩张及其他引起支气管扩张的疾病相鉴别；以肺炎为临床表现的患者需与感染性肺炎、间质性肺炎等进行鉴别；当出现胸膜增厚等肺部表现时，需与石棉相关肺部疾病进行鉴别。

（2）淋巴水肿需与原发性淋巴水肿及继发于肿瘤、感染等的阻塞性淋巴水肿相鉴别。

（3）同时存在下肢水肿及胸腔积液的黄甲综合征需与心力衰竭相鉴别，血管充血引起的水肿可通过利尿得到改善，而淋巴水肿则不然。

（4）指甲异常需与相关药物（如 D-青霉胺、硫普罗宁、布西拉明等）引起的黄甲相鉴别，还需与真菌感染所致甲癣、原发性指甲疾病进行鉴别；部分老年人指甲也会出现褐黄色，但上述患者多无淋巴水肿与肺部受累表现。

【重点提醒】

黄甲综合征发病率较低，但以呼吸系统症状为表现的疾病在临床工作中常见，因此需加强对该病的认识以减少漏诊及误诊，当临床中遇到不明原因指甲异常、胸腔积液、支气管扩张、淋巴水肿患者时，应将黄甲综合征纳入鉴别诊断。